Kliniktaschenbücher

G. G. Belz M. Stauch

Notfall EKG-Fibel

Mit einem Beitrag von F. W. Ahnefeld

Dritte, überarbeitete Auflage

Mit 44 Abbildungen

Springer-Verlag
Berlin Heidelberg New York 1982

Professor Dr. Gustav Georg Belz
Institut für Kardiovaskuläre Therapie
Wilhelmstraße 16, 6200 Wiesbaden

Professor Dr. Martin Stauch
Universität Ulm, Zentrum für Innere Medizin,
Sektion Cardiologie, Angiologie und Pulmonologie
Steinhövelstraße 9, 7900 Ulm

Professor Dr. Friedrich Wilhelm Ahnefeld
Department für Anästhesiologie der Universität,
Steinhövelstraße 9, 7900 Ulm

ISBN 3-540-11800-4 Springer-Verlag Berlin Heidelberg New York
ISBN 0-387-11800-4 Springer-Verlag New York Heidelberg Berlin

ISBN 3-540-08395-2 2. Auflage Springer-Verlag Berlin Heidelberg New York
ISBN 0-387-08395-2 2nd edition Springer-Verlag New York Heidelberg Berlin

CIP-Kurztitelaufnahme der Deutschen Bibliothek
Belz, Gustav G.: Notfall EKG-Fibel / G. G. Belz; M. Stauch.
Mit e. Beitr. von F. W. Ahnefeld. – 3. überarb. Aufl. – Berlin;
Heidelberg; New York: Springer 1982.
(Kliniktaschenbücher)
ISBN 3-540-11800-4 (Berlin, Heidelberg, New York)
ISBN 0-387-11800-4 (New York, Heidelberg, Berlin)
NE: Stauch, Martin:

Herstellung: Carl Ritter GmbH & Co. KG, Wiesbaden
2121/3140-543210

Geleitwort

Weltweit wird über die erst seit einigen Jahren charakterisierten Probleme der Notfallmedizin diskutiert, um Empfehlungen für diagnostische und therapeutische Verfahren zu erarbeiten, die bei lebensbedrohlichen akuten Erkrankungen und Traumen, also bei allen Notfallpatienten innerhalb, vor allem außerhalb der Klinik eingesetzt werden können. Jeder Arzt kann jederzeit vor der Aufgabe stehen, Notfälle unterschiedlicher Ursache am Orte des Geschehens, auf dem Transport durch den Rettungsdienst oder innerhalb der Klinik versorgen zu müssen. Die Aufgabe besteht darin, die bereits vorhandenen, sich anbahnenden oder auch nur zu befürchtenden Störungen vitaler Funktionen durch einfache, gezielte Reanimationsmaßnahmen oder eine medikamentöse Therapie abzuwenden und das Leben so lange zu erhalten, bis eine von einem Fachspezialisten festgelegte kausale Therapie einsetzen kann. Alle Ärzte, besonders Notärzte im Rettungsdienst, benötigen heute ein notfallmedizinisches Basiswissen, das der genannten Aufgabenstellung gerecht wird. Die medizinischen Spezialdisziplinen sind aufgerufen, aus ihrem hochdifferenzierten Wissensbereich die für die Notfallmedizin benötigten Methoden der Diagnostik und Therapie abzugrenzen und unter Beschränkung auf das Wesentlichste darzustellen. Nur so kann es gelingen, das für den gesamten Bereich der Notfallmedizin notwendige Basiswissen zu erarbeiten und eine entscheidende Verbesserung in der Erstversorgung von Notfallpatienten zu erreichen. Aufgrund der durch die Zusammenarbeit zahlreicher medizinischer Spezialdisziplinen am Rettungszentrum Ulm gewonnenen Erfahrungen haben es die Autoren in dankenswerter Weise unternommen, die wichtigsten, aus kardiologischer Sicht notwendigen Grundlagen für die Notfallmedizin in dieser Notfall-EKG-Fibel zusammenzustellen. Absichtlich konnte und sollte keine „fachspezifische Perfektion" erreicht werden. Ich sehe in dieser einfachen, knappen und damit übersichtlichen Form die einzige Möglichkeit, das angestrebte Ziel der Darstellung und Vermittlung eines Basiswissens zu erreichen. Aus diesem Grund wünsche ich diesem Buch eine weite Verbreitung.

F. W. AHNEFELD

Inhaltsverzeichnis

Einleitung

Die Grundkenntnisse in der Beurteilung des Elektrokardiogramms (EKG) müssen heute nicht nur dem Medizinstudenten, sondern auch dem Pflegepersonal auf Intensivstationen und möglichst auch Rettungssanitätern vermittelt werden. Dies ist notwendig, da eine Differentialtherapie, insbesondere der Herzrhythmusstörungen, die nicht nur bei Herzkrankheiten, sondern auch in Begleitung anderer Erkrankungen auftreten können, ohne Elektrokardiogramm nicht möglich ist. Heute kann durch Monitoren, tragbare Kleingeräte mit Direktschreibung, das Elektrokardiogramm rasch auch außerhalb des Krankenhauses dargestellt werden, so daß die sofortige Einleitung einer Therapie überall möglich ist. Besonders häufig muß mit akuten lebensbedrohlichen Rhythmusstörungen beim Herzinfarkt und beim Thoraxtrauma mit Herzverletzung gerechnet werden. In Notfallsituationen können Arrhythmien auftreten, die zwar harmlos erscheinen, aber als Zeichen einer elektrischen Instabilität des Herzens aufgefaßt und daher quasi prophylaktisch behandelt werden müssen. Bei Arrhythmien, die die Hämodynamik so ungünstig beeinflussen, daß die Gewebsperfusion stark beeinträchtigt ist oder gar erliegt, ist die elektrokardiographische Diagnose für den Behandlungserfolg oft entscheidend.

Es sei an dieser Stelle erneut betont, daß dieses Taschenbuch bewußt **nicht** konzipiert wurde, eine auch nur annähernd umfassende Darstellung der klinischen Elektrokardiographie zu geben. Solche Darstellungen stehen seit Jahren in guter Qualität zur Verfügung. Diese Schrift legt vielmehr Gewicht auf solche EKG-Veränderungen, die für die Notfalltherapie von besonderer Wichtigkeit sind.

Das Taschenbuch kann Unterrichtsmittel für Pflegepersonal und Orientierungshilfe für solche Ärzte sein, die nur gelegentlich mit EKG-Diagnostik in Berührung kommen, dann meist in einer Situation, die nicht erlaubt, einen Fachmann zu konsultieren. Durch dieses Buch soll das Einprägen der wichtigsten EKG-Veränderungen erleichtert werden und Entscheidungshilfe über weitere Maßnahmen gegeben werden: Sofort-Therapie, Überweisung, Krankenhauseinweisung. In diesem Sinne scheint diese Schrift auch von der überwiegenden Zahl der Leser verstanden worden zu sein, da jetzt eine 3. Auflage erscheinen kann. Diese wurde bezüglich der Therapie aktualisiert.

1. EKG-Ableitungen

Die Herzstromkurve – das EKG – kann im Prinzip von allen Körperstellen abgeleitet werden. Für die normale EKG-Diagnostik wird von den Extremitäten (Extremitätenableitung) und von der Brustwand (Brustwandableitung) abgeleitet. Die Elektrodenkabel sind für die Extremitätenableitungen durch Farben gekennzeichnet. Es werden angelegt:

– **Rote Elektrode am rechten Arm,**
– **gelbe Elektrode am linken Arm,**
– **grüne Elektrode am linken Bein,**
– **schwarze Elektrode am rechten Bein (Erdungselektrode).**

Für die Gewinnung eines regulären Brustwand-EKG's sind die Brustwand-Elektroden an folgenden Punkten anzubringen:
V_1 = 4. Interkostalraum rechts parasternal,
V_2 = 4. Interkostalraum links parasternal,
V_3 = zwischen V_2 und V_4,
V_4 = 5. Interkostalraum, Medioklavikularlinie,
V_5 = vordere Axillarlinie, Höhe V_4,
V_6 = mittlere Axillarlinie, Höhe V_4.
Unter Notfallbedingungen können bei besonderen Geräten 3-Punkt-Elektroden auf die linke Brustwand aufgesetzt werden, die eine Diagnose des Herzrhythmus zulassen. Für andere EKG-Geräte ist für die Notfalldiagnose und Überwachung, z. B. während des Transportes, die Einstellung der Ableitung II (rechter Arm, linkes Bein) + Erdungselektrode am rechten Bein empfehlenswert.
Eine genaue EKG-Diagnose, insbesondere des Herzinfarktes, bedarf eines kompletten Standard-Programmes von Ableitungen.

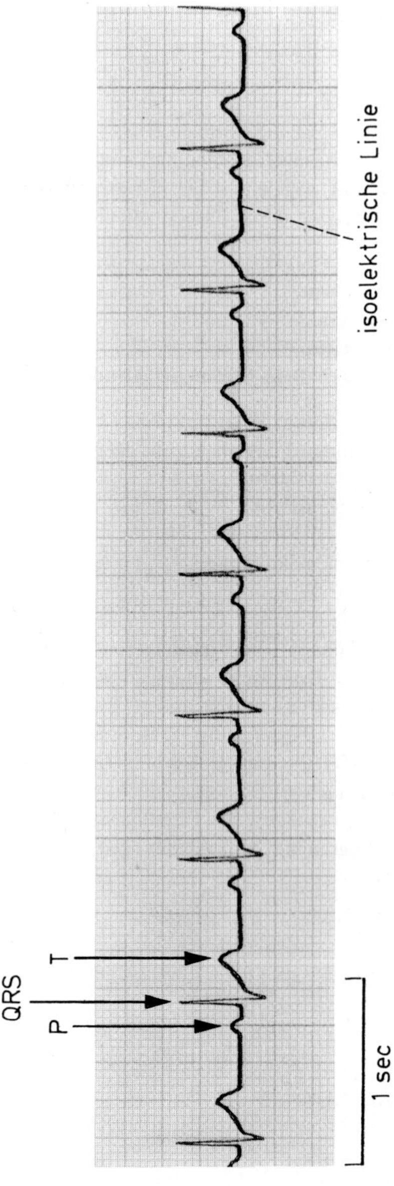

isoelektrische Linie
QRS
P
T
1 sec

2. Normales EKG und technische Störungen

2.1. Sinusrhythmus

Definition

Der normfrequente, regelmäßige Sinusrhythmus ist der normale Herzrhythmus des gesunden Menschen.

Die Reizbildung erfolgt im Sinus-Knoten. Über spezifische Bahnen erreicht die Erregung das Erregungsleitungssystem: der Atrioventrikular-(AV-) Knoten, das His-Bündel und die Tawara-Schenkel leiten die Erregung zur Kammer (s. Abb. unten).

EKG-Charakteristika

(vergl. Abb. S. 4)

P = Vorhoferregungen (in den Extremitätenableitungen I, II, III positiv), im Abstand von 0,12 bis 0,20 sec folgen darauf die QRS-Komplexe = Kammererregungsausbreitung.

T = Erregungsrückbildung in den Kammern.

Von QRS bis T = Kammersystole.

Von T bis QRS = Kammerdiastole.

Regelmäßige Folge der Herzaktionen (sowohl der Vorhof- als auch der Kammeraktionen) mit einer Frequenz von 60 bis 100 Schläge/min.

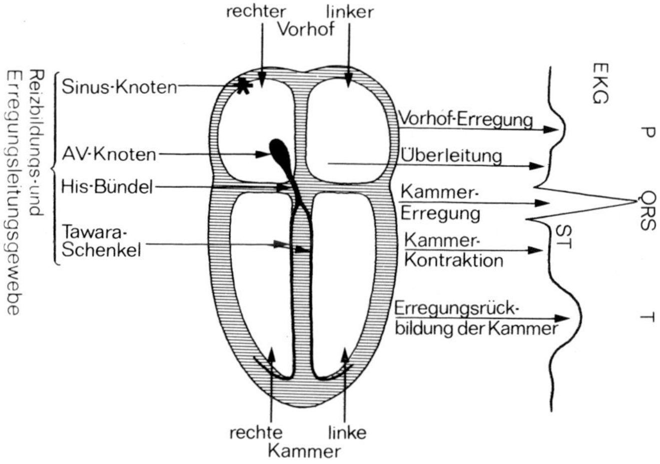

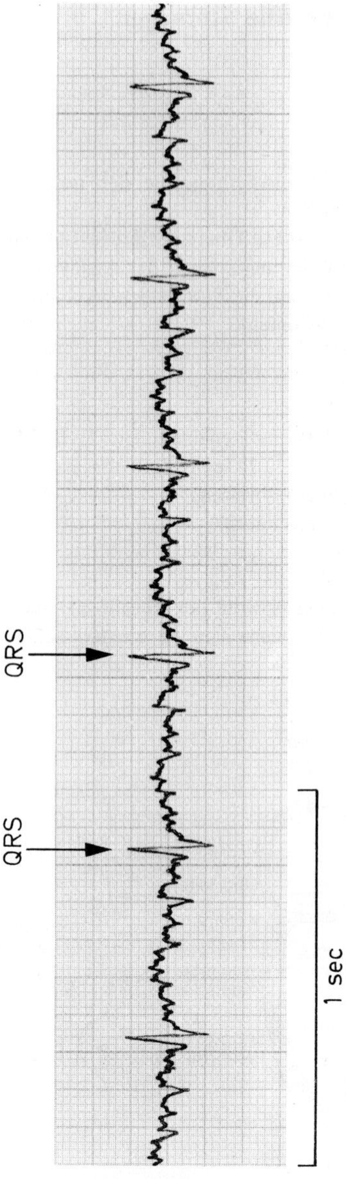
QRS
QRS
1 sec

2.2. Störungen durch Muskelzittern

EKG-Charakteristika

Eine regelmäßige Folge der QRS-Komplexe ist noch zu erkennen. Die Null-Linie wird durch kleine unregelmäßige Zacken so stark überlagert, daß P und T kaum noch erkennbar sind.

Die Ursachen dieser Zacken sind Skelettmuskelaktionspotentiale, die durch schnelle Muskelbewegungen, z. B. Zittern, entstehen.

Häufigste Ursachen für Muskelzittern sind: Kälte, unbequeme Lagerung des Patienten, Unruhezustände, Sympathikotonie, Hyperthyreose, Parkinsonsche Erkrankung, Hypoglykämie.

Durch entsprechende Lagerung bzw. adäquate Raumtemperatur können diese Artefakte in der Mehrzahl der Fälle vermieden werden.

Durch Zuschalten der Filtertaste des EKG-Geräts kann die verzitterte Kurve geglättet werden. Für die Auswertung muß die Tatsache der Filterung bekannt sein. Für die Notfalldiagnostik ist der verminderte Informationsgehalt durch Filterung in der Regel unerheblich.

Muskelzittern darf nicht mit dem Flimmern von Vorhöfen oder Kammern verwechselt werden!

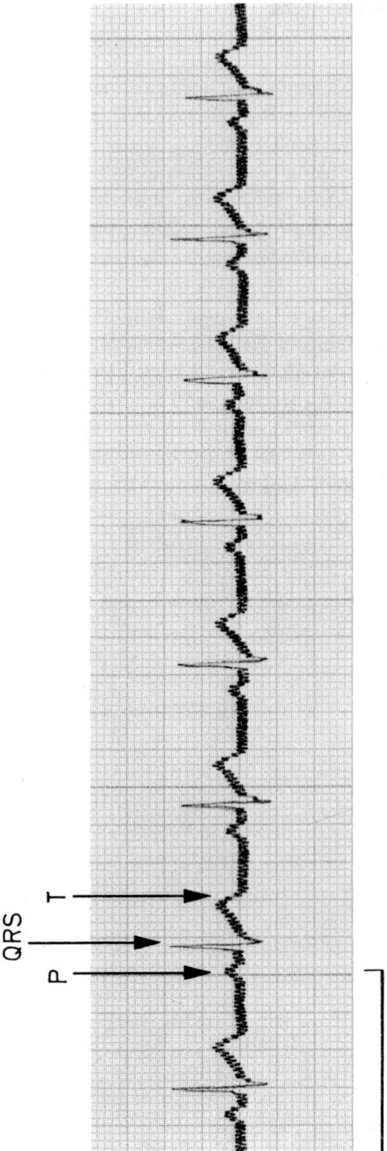
P
QRS
T
1 sec

2.3. Störungen durch Wechselstrom

EKG-Charakteristika
Die Herzstromkurve ist durch regelmäßige Schwingungen von 50 Hertz überlagert.

Ursache
Mangelhafte Abschirmung von Wechselstrom-Feldern aus dem Lichtnetz, Bruch im Elektrodenkabel, eine oder mehrere Elektroden haben sich gelöst.

Beseitigungsmöglichkeiten
Verbesserung des Elektrodenkontaktes und Verminderung des Übergangswiderstandes durch Elektrodengelees, Änderung der Lage des Patienten im Raum, insbesondere von elektrischen Geräten, eventuell Ausschalten eines Heizkissens, Umdrehen des Gerätesteckers, erden des EKG-Gerätes an der Wasserleitung.

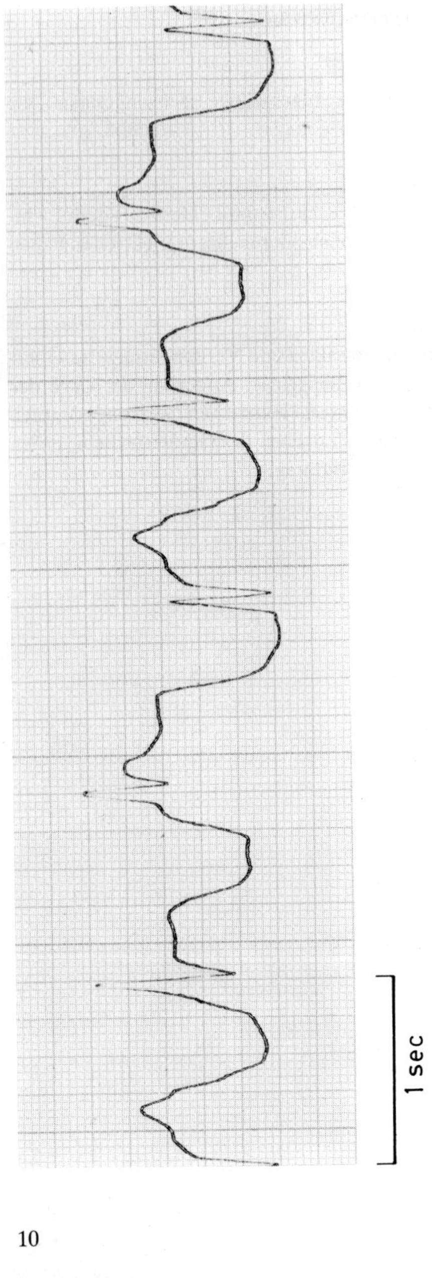
1 sec

2.4. Störungen durch lockere Elektroden

EKG-Charakteristika

Starke Schwankungen der Null-Linie, dadurch Verzerrung des EKG. Eine regelmäßige Folge der QRS-Komplexe ist meist noch erkennbar.

Ursache

Lockere Elektroden, Defekte in Kabel oder Stecker.
Die Brustwandelektroden können in der Spitzenregion durch eine starke Herzaktion so bewegt werden, daß Schwankungen der isoelektrischen Linie auftreten.

Beseitigung

Durch sachgerechte Elektrodenanlage lassen sich diese Artefakte meist vermeiden. Bei unruhigen Patienten werden Klebeelektroden zur Überwachung angewendet, evtl. sollten die Elektrodenkabel ausgewechselt werden.

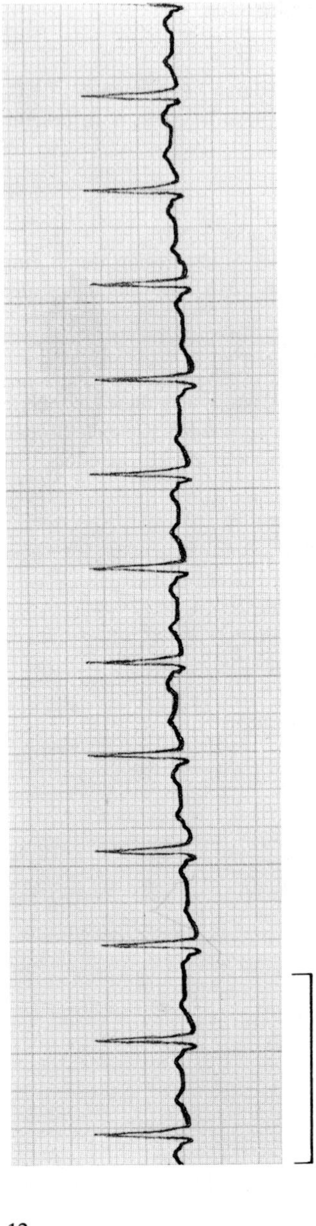
1 sec

3. Tachykarde supraventrikuläre Herzrhythmusstörungen

3.1. Sinustachykardie

Definition
Eine Sinustachykardie liegt vor, wenn die Frequenz des Sinusrhythmus mehr als 100 Schläge/min beträgt.

EKG-Charakteristika
Wie beim Sinusrhythmus (s. S. 5), nur höhere Frequenz.
Übersteigt die Frequenz einer Sinustachykardie 140/min am ruhenden Patienten, muß durch sorgfältige Analyse aller EKG-Ableitungen eine Vorhoftachykardie (s. 3.3) ausgeschlossen werden. Nervale Einflüsse (z. B. Atmung, Valsalvamanöver) ergeben im Gegensatz zu der Vorhoftachykardie Schwankungen in der Vorhoffrequenz.

Besteht eine akute Gefährdung?
Nein. Dieser Rhythmus kann jedoch Indikator für andere lebensbedrohliche Zustände sein: z. B. Schock, Lungenembolie u. a.
Ob eine harmlose neuro-vegetative Ursache (z. B. Aufregung, Angst etc.) vorliegt oder ein lebensbedrohlicher Zustand, muß anhand anderer Symptome entschieden werden.

Vorläufer gefährlicherer Rhythmusstörungen?
Nein.

Akute Notfallmaßnahmen
richten sich nach der Ursache der Sinustachykardie.

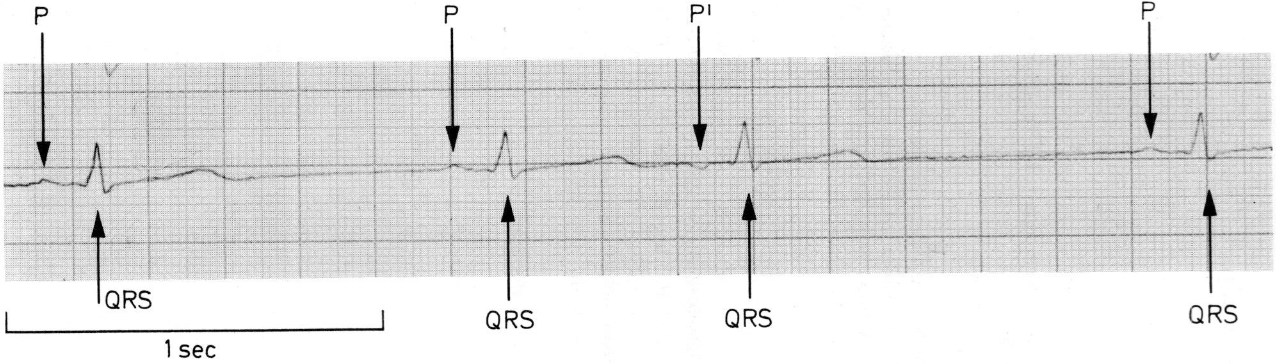
P
P
P'
P
QRS
QRS
QRS
QRS
1 sec

3.2. Vorhofextrasystolen

Definition

Vorhofextrasystolen sind vorzeitige Erregungen, die von einem ektopischen Reizherd im Vorhofgebiet ausgehen und denen meist eine Kammererregung folgt.

EKG-Charakteristika

Der Grundrhythmus ist ein Sinusrhythmus, der durch vorzeitig einfallende Vorhoferregungen unterbrochen wird.
Die Häufigkeit dieser Vorhofextrasystolen ist unterschiedlich, im dargestellten Beispiel fällt nach dem 2. Herzschlag eine P'-Zacke (Vorhoferregung) verfrüht ein = Vorhof-Extrasystole.
Das extrasystolische P' unterscheidet sich wenigstens in einer Ableitung im Aussehen deutlich vom P der Normalschläge.

Besteht eine akute Gefährdung?

Nein. Je nach Grundkrankheit (z. B. beim Myokardinfarkt) können Vorhofextrasystolen jedoch ein Hinweis auf eine elektrische Instabilität oder eine beginnende Dekompensation des Herzens sein. In diesen Fällen ist eine genaue Überwachung des Patienten notwendig.

Vorläufer gefährlicherer Rhythmusstörungen?

Vorhofextrasystolen leiten, wenn sie gehäuft auftreten, oft Vorhofflimmern ein.

Akute Notfallmaßnahmen

sind meist nicht notwendig.

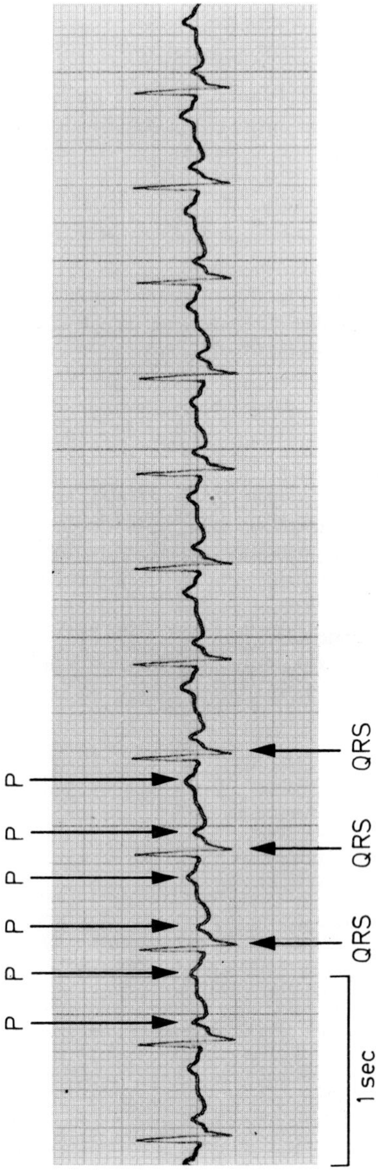
P
P
P
P
P
P
QRS
QRS
QRS
1 sec

3.3. Vorhoftachykardie

Definition

Regelmäßige, schnelle, von einem Reizherd im Vorhof ausgehende Erregungen (Frequenz bis ca. 220/min), die in der Regel nicht alle zur Kammer hin übergeleitet werden. Es besteht also eine „Schutz"-Blokkierung der Kammer gegenüber dem Vorhof. Die Tätigkeit des Sinusknotens wird dadurch unterdrückt.

EKG-Charakteristika

Regelmäßige, rasche Vorhoftätigkeit. Die P-Zacken sind durch isoelektrische Intervalle voneinander getrennt. In dem hier angeführten Beispiel wird nur jede zweite P-Zacke zur Kammer hin übergeleitet, auf sie folgt ein QRS-Komplex. Es liegt hier also ein 2 : 1-Vorhof-Kammerblock vor.

Besteht eine akute Gefährdung?

Durch die Blockierung wird die Kammerfrequenz hier im ungefährlichen Bereich gehalten, so daß keine schwerwiegenden hämodynamischen Auswirkungen zu beobachten sind. Die akute Gefährdung hängt aber weniger von der absoluten Höhe der Frequenz, als vom Zustand des Myokards und der Grunderkrankung ab.

Vorläufer gefährlicher Rhythmusstörungen?

Kommt es zum Wegfall der Schutzblockierung (Deblockierung), etwa unter dem Einfluß von Sympathikomimetika, Atropin, Chinidin u. ä., so wird unter Umständen jede Vorhofaktion zur Kammer hin geleitet. Bei Frequenzen über 160/min ist dann, je nach der Grundkrankheit, mit einer Gefährdung zu rechnen.

Akute Notfallmaßnahmen

Bei normaler Kammerfrequenz keine. Bei Kammertachykardien infolge zu häufiger Überleitung kann durch Elektroschock (Kardioversion) sehr rasch eine Wiederherstellung des Sinusrhythmus gelingen. Zur raschen Frequenzsenkung werden Medikamente gegeben, die die Häufigkeit der atrioventrikulären Überleitung vermindern (z. B. Verapamil oder β-Blocker). Außer diesen Medikamenten kann auch Digitalis gegeben werden, wodurch gleichfalls die Häufigkeit der AV-Überleitung vermindert wird. Digitalis darf aber nur dann angewandt werden, wenn sichergestellt ist, daß die Rhythmusstörung nicht Ausdruck einer Digitaliswirkung ist und/oder evtl. im Zusammenhang mit einer Hypokaliämie steht. Sollte dies der Fall sein, so ist die Gabe von Kalium indiziert. Eine elektrische Kardioversion ist in diesen Fällen kontraindiziert, da es bei digitalisbedingten Rhythmusstörungen zu irreversiblem Kammerflimmern kommen kann.

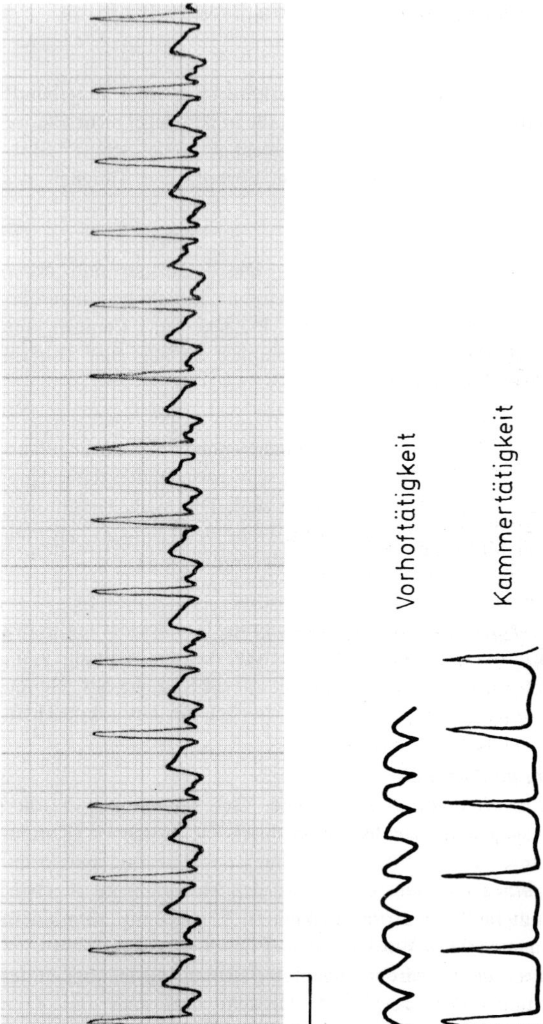
1 sec
Vorhoftätigkeit
Kammertätigkeit

3.4. Vorhofflattern mit schneller Kammeraktion

Definition

Regelmäßige, von einem Reizherd im Vorhof ausgehende Erregungen (Frequenz ab ca. 220/min), die wegen der hohen Frequenz in der Regel nicht alle zur Kammer übergeleitet werden.

EKG-Charakteristika

Sägezahnartige P-Zacken, die ohne isoelektrische Zwischenstrecke direkt aneinander anschließen, sind erkennbar. Die Frequenz beträgt über 220/min.

In unserem Beispiel wird jede zweite Vorhofaktion von einer Kammeraktion (QRS) gefolgt, so daß eine deutlich beschleunigte Kammerfrequenz resultiert.

Besteht eine akute Gefährdung?

Dies hängt von der Kammerfrequenz und der zugrundeliegenden Erkrankung ab. Je höher die Kammerfrequenz, desto größer ist bei vorgeschädigtem Herzen oder Klappenfehler die Gefährdung. Bei Patienten mit Mitralstenose kann es bereits bei Kammerfrequenzen gering über 100/min zu einem Lungenödem kommen.

Vorläufer gefährlicherer Rhythmusstörungen?

Hauptgefahr: Weitere Deblockierung und 1 : 1-Überleitung. Dann wird jede Vorhoferregung von einer Kammeraktion gefolgt, es kann zur Kammerfrequenz über 220/min mit schwerwiegenden hämodynamischen Auswirkungen kommen. Diese Arrhythmie kann zum irreversiblen kardiogenen Schock führen.

Häufigste Ursachen für Deblockierung: Chinidin und Disopyramid ohne vorausgehende Digitalisierung, Sympathikomimetika, Atropin.

Akute Notfallmaßnahmen

sind nur bei zu rascher Kammerfrequenz angezeigt. Sie zielen auf eine Frequenzsenkung durch Erhöhung des AV-Blockierungsverhältnisses. Medikamente, die die Leitfähigkeit des AV-Knotens herabsetzen (bevorzugt wegen des schnellen Wirkungseintrittes Verapamil, auch Digitalis) sind angezeigt (s. S. 81).

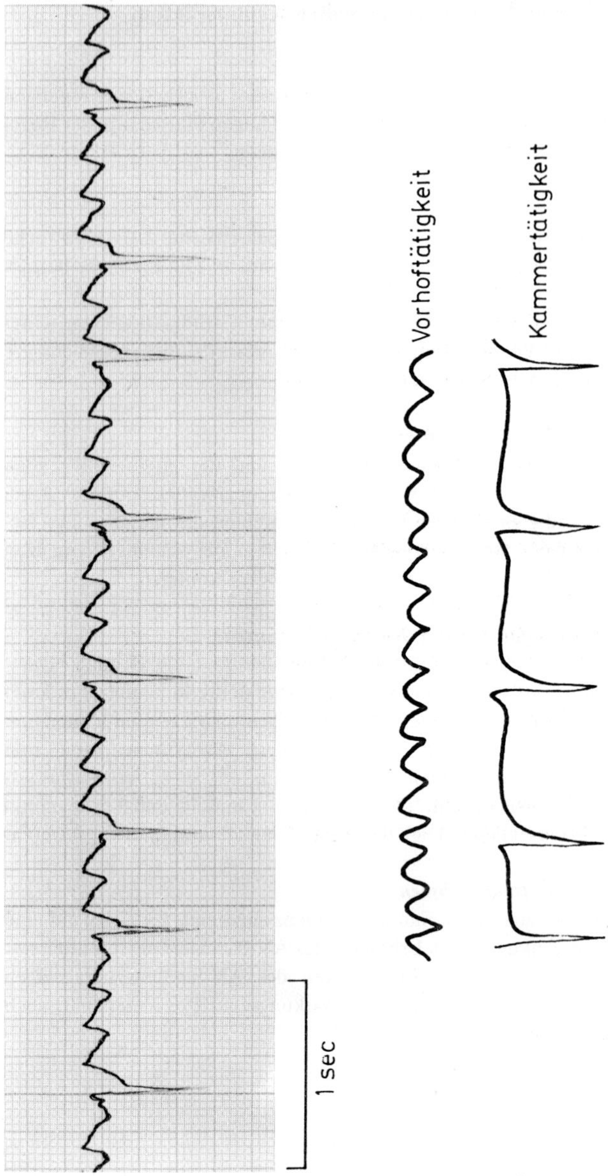

1 sec
Vorhoftätigkeit
Kammertätigkeit

3.5. Vorhofflattern mit mittelschneller Kammeraktion

Definition

Siehe Vorhofflattern. Hier werden jedoch weniger Impulse vom Vorhof zur Kammer übergeleitet, auch ist das Überleitungsverhältnis meist nicht konstant, so daß eine unregelmäßige Kammertätigkeit im normalen Frequenzbereich resultiert.

EKG-Charakteristika

Sägezahnartige P-Zacken hoher Frequenz ohne isoelektrische Zwischenstrecke als Zeichen der Vorhoftätigkeit.
Nicht alle P-Zacken werden zur Kammer übergeleitet, so daß die Kammeraktion deutlich langsamer als die des Vorhofs ist. Durch Wechsel des Blockierungsgrades resultiert außerdem eine Kammerarrhythmie.
Die QRS-Komplexe sind normal geformt, die T-Wellen infolge einer Überlagerung durch die Flatterwellen oft nicht erkennbar.

Besteht eine akute Gefährdung?

Bei normaler Kammerfrequenz nicht.

Vorläufer gefährlicherer Rhythmusstörungen?

Wenn es zu einer Verbesserung der AV-Leitung kommt, so können mehr Flatterwellen auf die Kammern übergeleitet werden (Deblokkierung). Je nach der resultierenden Kammerfrequenz können dann u. U. schwerwiegende hämodynamische Beeinträchtigungen eintreten.

Akute Notfallmaßnahmen

sind bei normaler Kammerfrequenz nicht notwendig. Bei hoher Frequenz (s. S. 19 u. 81).

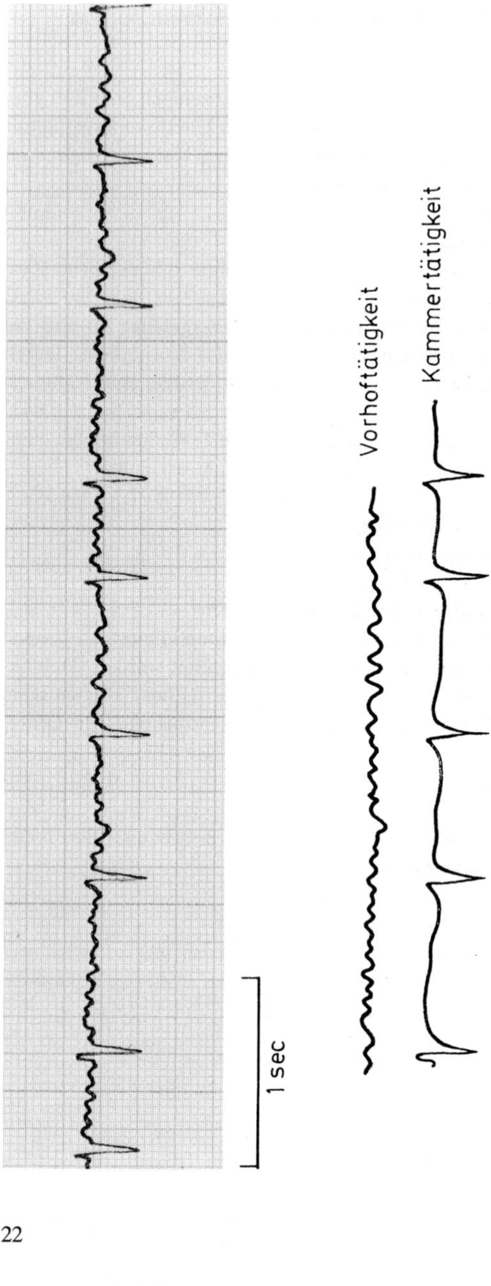
1 sec
Vorhoftätigkeit
Kammertätigkeit

3.6. Vorhofflimmern und absolute Arrhythmie mit normaler Kammerfrequenz

Definition

Beim Vorhofflimmern erfolgen keine synchronen Erregungen, sondern hochfrequente, unregelmäßige Depolarisationen der Vorhofmuskulatur, die von einer Vielzahl von Reizherden im Vorhof ausgehen. Die Überleitung auf die Kammern und damit der Kammerrhythmus sind absolut unregelmäßig.

Je nach der Leitfähigkeit des AV-Knotens werden häufiger (tachykarde Formen) oder seltener (normfrequente bis bradykarde Formen) Erregungen vom Vorhof auf die Kammern übergeleitet.

EKG-Charakteristika

Unregelmäßige Folge der QRS-Komplexe. P-Zacken sind nicht erkennbar. Die kleinen Flimmerwellen, die zu einer unruhigen Null-Linie führen, sind Ausdruck der elektrischen Aktivität im Vorhofbereich. Es liegt eine Kammerfrequenz im normalen Frequenzbereich vor.

Besteht eine akute Gefährdung?

Nein. Je nach Grundkrankheit (z. B. beim Myokardinfarkt oder bei akuter Myokarditis) kann diese Arrhythmie jedoch Hinweis auf eine beginnende Dekompensation des Herzens sein.

Vorläufer gefährlicherer Rhythmusstörungen?

Nein. Bei Aussetzen einer bestehenden Digitalisbehandlung kann jedoch die Frequenz wieder stark ansteigen.

Akute Notfallmaßnahmen

sind bei der normalen Kammerfrequenz nicht notwendig.

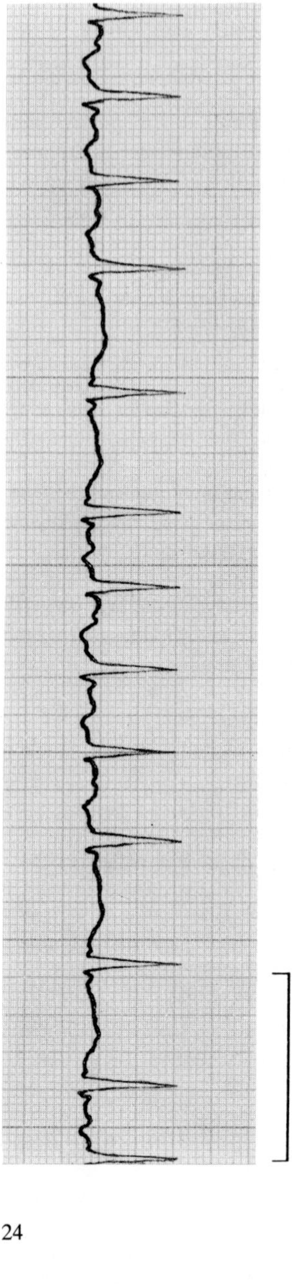
1 sec

3.7. Vorhofflimmern und absolute Arrhythmie mit rascher Kammerfrequenz

Definition
(s. S. 23)

EKG-Charakteristika
Unregelmäßige, rasche Folge der Kammeraktionen. P-Zacken sind nicht erkennbar. Kleine Flimmerwellen sind Ausdruck der elektrischen Aktivität im Vorhofbereich.

Besteht eine akute Gefährdung?
Bei rascher Kammerfrequenz können u. U., abhängig von der Grundkrankheit, lebensbedrohliche Bilder resultieren. Die entstehende Kammertachykardie kann längere Zeit bestehen und dabei Symptome der Herzinsuffizienz erzeugen.

Vorläufer gefährlicherer Rhythmusstörungen?
Nein.

Akute Notfallmaßnahmen
sind nur bei zu rascher Kammerfrequenz angezeigt. Sie zielen auf eine Frequenzsenkung durch Erhöhung des AV-Blockierungsverhältnisses. Medikamente, die die Leitfähigkeit des AV-Knotens herabsetzen (Verapamil, Digitalis) sind angezeigt (s. S. 81).

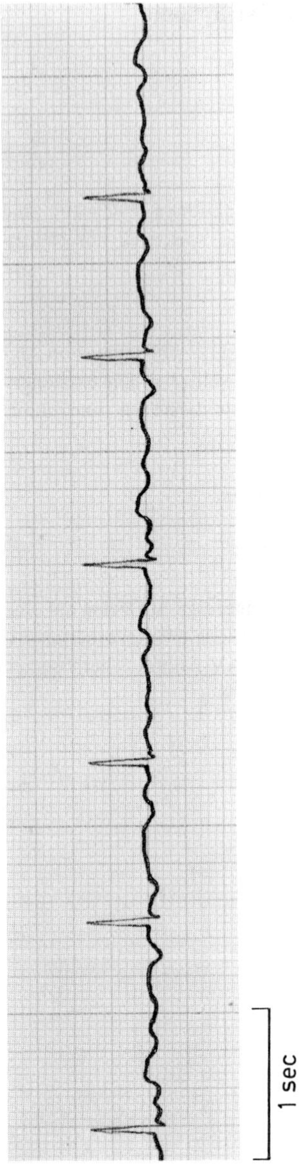
1 sec

3.8. Vorhofflimmern und absolute Arrhythmie mit langsamer Kammerfrequenz

Definition
(s. S. 23)

EKG-Charakteristika
Sie entsprechen denen bei Vorhofflimmern mit mittelschneller und rascher Kammerfrequenz; hier liegt jedoch ein höherer Blockierungsgrad zwischen Vorhöfen und Kammern vor, so daß eine langsame Kammerfrequenz resultiert.

Besteht eine akute Gefährdung?
Wenn die Frequenz der Kammern unterhalb der individuellen Toleranzgrenze fällt, so kommt es zu hämodynamischen Auswirkungen der Bradykardie. Es besteht die Möglichkeit kurzfristigen weiteren Absinkens der Kammerfrequenz, wobei Bewußtlosigkeit auftreten kann (Morgagni-Adams-Stokes-Anfälle).

Vorläufer gefährlicherer Rhythmusstörungen?
Die Hauptgefahr liegt in einem weiteren Absinken der Kammerfrequenz, nicht zuletzt wenn Medikamente gegeben werden, die die AV-Überleitung weiter hemmen.

Akute Notfallmaßnahmen
In den meisten Fällen kann durch intravenöse Gabe von Atropin 0,5 bis 2 mg die Kammerfrequenz solange angehoben werden, bis gegebenenfalls eine Schrittmacherelektrode appliziert werden kann.

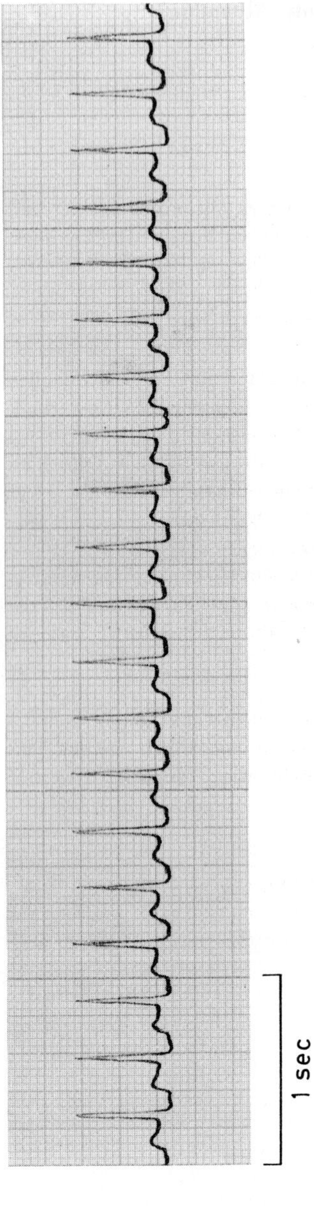
1 sec

3.9. Paroxysmale supraventrikuläre Tachykardie

Definition
Anfallsweise, regelmäßige Beschleunigung der Kammeraktion mit Reizursprung im Vorhofgebiet.

EKG-Charakteristika
Rasche, regelmäßige Folge von normal konfigurierten QRS-Komplexen. Es kann aber durch Ermüdung der intraventrikulären Leitungsbahnen zum Auftreten von verbreiterten QRS-Komplexen kommen, so daß das Bild einer ventrikulären Tachykardie entsteht. P-Zacken sind meist nicht erkennbar. Frequenz von ca. 160 bis 240/min.

Besteht eine akute Gefährdung?
Dies richtet sich nach der Frequenz der Tachykardie, der Zeitdauer, die der Rhythmus besteht und dem Zustand des Patienten. Eine besondere Gefährdung liegt vor, wenn es zur ausgeprägten Kreislaufhypotonie kommt oder bei Begleitkrankheiten.

Vorläufer gefährlicherer Rhythmusstörungen?
In der Regel nicht. In seltenen Fällen ist der Übergang in Kammerflimmern oder Kammerflattern (auch durch therapeutische Maßnahmen) möglich (s. S. 81)

Akute Notfallmaßnahmen
Die Maßnahmen sollten in der angegebenen Reihenfolge vorgenommen werden, bis ein Erfolg eingetreten ist:

1. Vagusreize
   Preßversuch (Valsalva)
   Karotisdruck (einseitig)
   Trinkenlassen von 1 Glas kalten Mineralwassers
2. Medikamentöse Maßnahmen (s. S. 82)
   Verapamil (hier evtl. auch oral 80–240 mg)
   Digoxin (0,8 mg i.v.)
3. Elektrotherapie
   Kardioversion

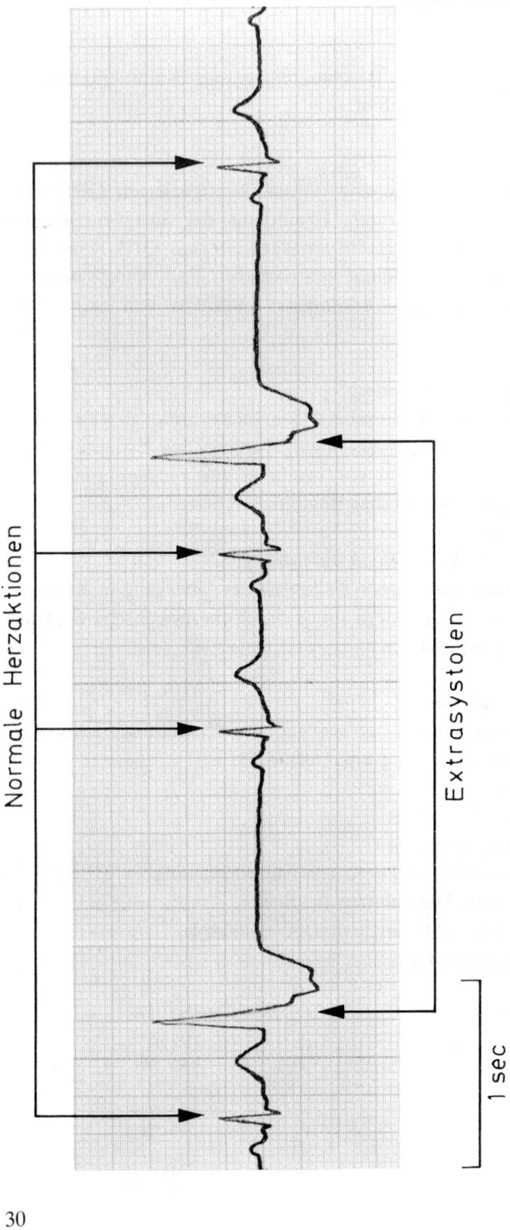
Normale Herzaktionen
Extrasystolen
1 sec

4. Tachykarde ventrikuläre Herzrhythmusstörungen

4.1. Monotope ventrikuläre Extrasystolen

Definition

Kammerextrasystolen sind vorzeitige Erregungen der Herzkammern durch spontane ektopische ventrikuläre Reizbildung.
Monotope Extrasystolen = sämtliche Extrasystolen gehen von einem Reizherd aus und weisen eine gleiche Form auf.
Polytope Extrasystolen = die Extrasystolen gehen von verschiedenen Reizherden aus und unterscheiden sich in der Form.

EKG-Charakteristika

Grundrhythmus: meist Sinusrhythmus.
Vorzeitig einfallende Kammeraktionen ohne vorausgehendes P mit stark verändertem QRST zeigen eine ventrikuläre Extrasystole.

Besteht eine akute Gefährdung?

In der Regel nicht.

Vorläufer gefährlicherer Rhythmusstörungen?

Insbesondere beim akuten Herzinfarkt leiten ventrikuläre Extrasystolen häufig Kammertachykardien, Kammerflattern oder Kammerflimmern ein.
Extrasystolen werden dann häufig zu Vorläufern gefährlicherer Rhythmusstörungen, wenn sie in die T-Welle der vorhergehenden Herzaktion fallen (R auf T-Phänomen) und wenn sie gehäuft auftreten (mehr als 4/min).

Akute Notfallmaßnahmen

Bei Patienten mit akuten Erkrankungen des Herzens (Myokardinfarkt, Myokarditis, Thoraxtrauma) zielen die akuten Maßnahmen auf eine Unterdrückung des ektopischen Reizherdes.
Medikamente: Lidocain u. a. (Näheres s. S. 80).

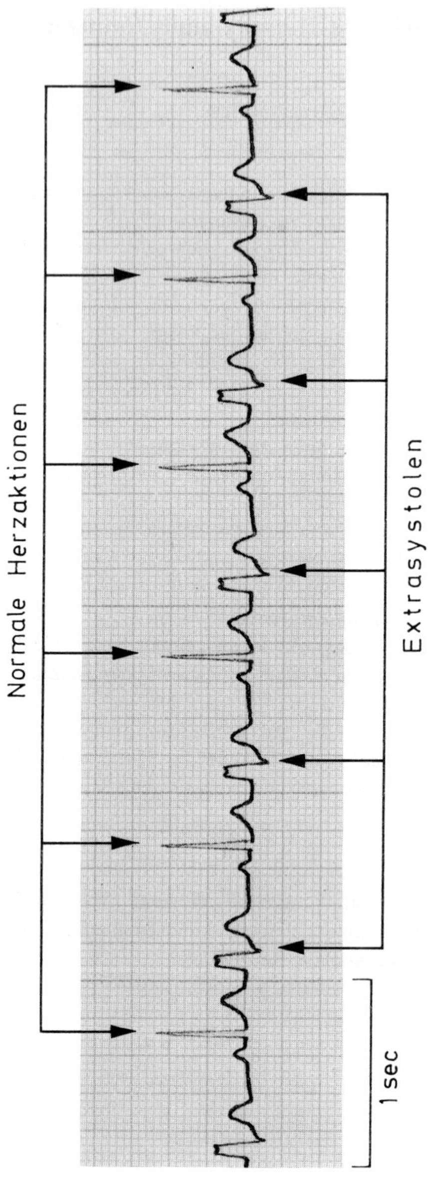

Normale Herzaktionen
Extrasystolen
1 sec

4.2. Monotope ventrikuläre Extrasystolen als Bigeminus

Definition
(s. S. 31)
Bigeminus = fixe Koppelung je einer Extrasystole an einen Normalschlag.

EKG-Charakteristika
Im vorliegenden Beispiel ist der Grundrhythmus ein Sinusrhythmus. Bigeminus ist aber nicht selten auch bei Vorhofflimmern anzutreffen. Auf jeden Normalschlag folgt eine ventrikuläre Extrasystole. Die Extrasystolen weisen sämtlich die gleiche Form auf und sind daher monotop.

Besteht eine akute Gefährdung?
Bei rasch auf den Normalschlag folgenden Extrasystolen ist die Zeit für eine ausreichende diastolische Blutfüllung des Herzens zu kurz. Dadurch wird während der Extrasystole kein Blut ausgeworfen (frustrane Kontraktion) und es kann im Falle der Bigeminie dazu kommen, daß die *Puls*frequenz halbiert wird. Die dadurch resultierende Bradykardie kann zur Herzinsuffizienz und zerebralen Mangeldurchblutung führen.
Da ein Bigeminus häufig bei Digitalisüberdosierung auftritt, müssen Digitalismedikation und Kaliumspiegel überprüft werden.

Akute Notfallmaßnahmen
Behandlung der Extrasystolen wie auf Seite 31. Falls Zeichen zerebraler Mangeldurchblutung auftreten, muß evtl. eine Schrittmacherstimulation erfolgen.

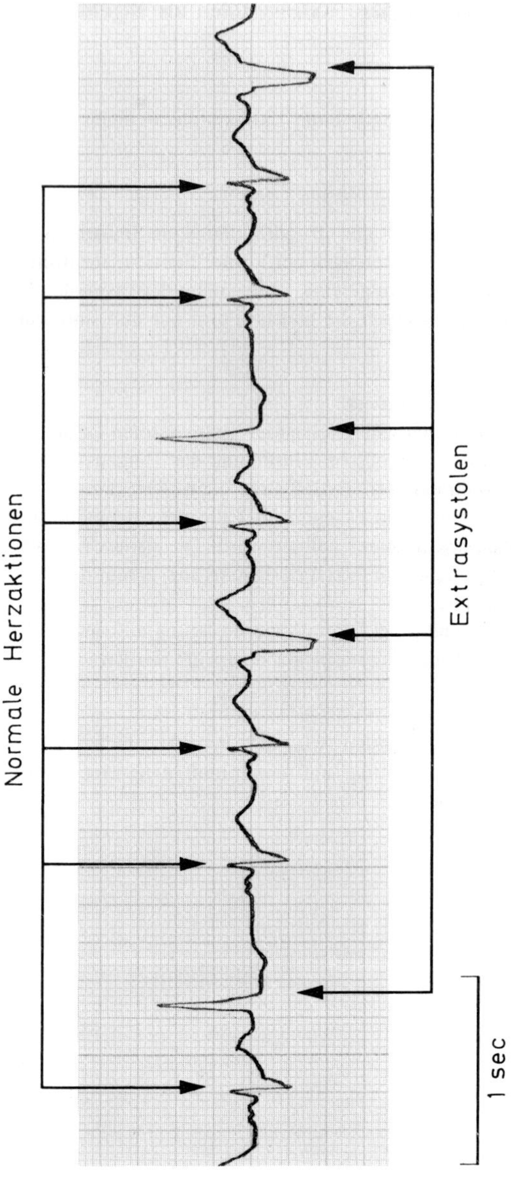

Normale Herzaktionen
Extrasystolen
1 sec

4.3. Polytope ventrikuläre Extrasystolen

Definition
(s. S. 31)

EKG-Charakteristika
Die ventrikulären Extrasystolen weisen eine unterschiedliche Form der QRS-Komplexe auf, was auf unterschiedliche Reizursprungsorte hinweist.

Besteht eine akute Gefährdung?
Polytope ventrikuläre Extrasystolen sind prognostisch schwerwiegender als monotope, da sie eine größere elektrische Instabilität des Herzens anzeigen.

Vorläufer gefährlicherer Rhythmusstörungen?
Relativ häufig kommt es zum Übergang in ventrikuläre extrasystolische Tachykardien, Kammerflimmern und Kammerflattern.

Akute Notfallmaßnahmen
Wie auf Seite 31, jedoch ist die Dringlichkeit des therapeutischen Eingreifens größer.

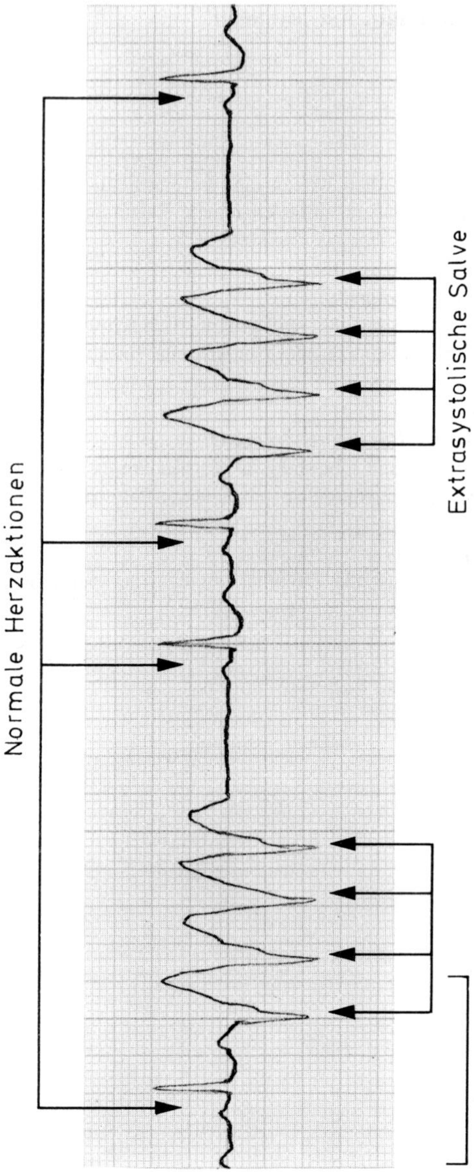

Normale Herzaktionen
Extrasystolische Salve
1 sec

4.4. Ventrikuläre Extrasystolen in Salven

Definition

Unter einer extrasystolischen Salve versteht man die Nacheinanderfolge von mindestens drei ventrikulären Extrasystolen, was heute auch als spontan endende ventrikuläre Tachykardie bezeichnet wird.

EKG-Charakteristika

Im Beispiel ist der Grundrhythmus ein Sinusrhythmus. Zweimal erkennt man vier Kammeraktionen mit deformierten QRS-Komplexen rasch aufeinanderfolgend, diese entsprechen ventrikulären Extrasystolen.

Besteht eine akute Gefährdung?

Während der Extrasystolen sinkt die Förderleistung des Herzens erheblich ab (z. B. meßbar am Blutdruck), was bei manchen Patienten (z. B. älteren Menschen mit Zerebralsklerose) bereits zu einer starken Beeinträchtigung führen kann. Salvenartige Extrasystolen sind häufig nur durch das EKG oder auskultatorisch zu diagnostizieren, da im Verlauf der Salve kein Pulsschlag tastbar ist.

Vorläufer gefährlicherer Rhythmusstörungen?

Extrasystolen in Salven sind häufig Vorläufer und Auslöser von Kammerflimmern. Insbesondere beim akuten Herzinfarkt.

Akute Notfallmaßnahmen

Diese zielen auf eine schnellstmögliche Unterdrückung der extrasystolischen Salven durch Lidocain u. a. (Näheres s. S. 80).

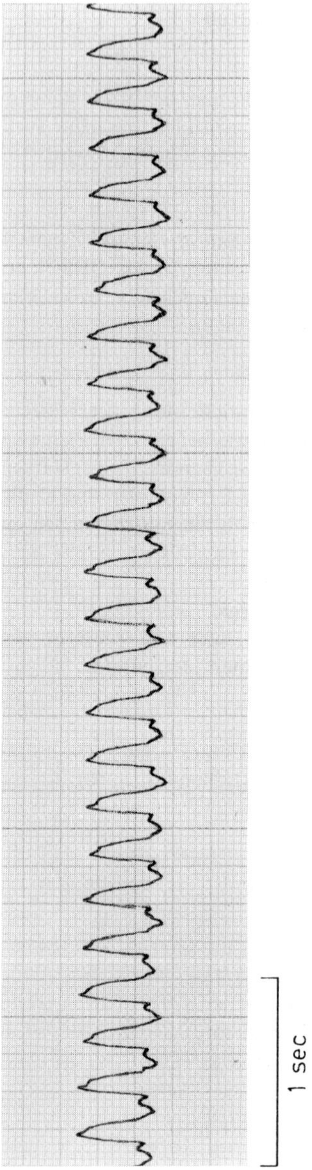
1 sec

4.5. Ventrikuläre Tachykardie

Definition

Schnelle, gleichmäßige Herzschlagfolge mit Reizbildung in den Ventrikeln. Reizbildung: Monotop.

EKG-Charakteristika

Regelmäßige Tachykardie mit verbreiterten QRS-Komplexen.
Die Unterscheidung gegenüber einer supraventrikulären Tachykardie (s. S. 29) mit aberrierender Leitung – die gleichfalls zu einer schenkelblockartigen Verbreiterung von QRS führen kann – ist häufig nicht sicher möglich. Für aberrierende Leitung spricht ein Rechtsschenkelblockbild in V_1.
Dagegen sprechen gelegentliches Auftreten von vorzeitig einfallenden, normal breite QRS-Komplexe (Ventricular capture). Sie zeigen das „Einfangen" der Kammererregung durch den Vorhof an.

Besteht eine akute Gefährdung?

Eine ventrikuläre Tachykardie ist ein lebensbedrohlicher Zustand. Die hämodynamischen Auswirkungen hängen von der Frequenz der Tachykardie und der zugrundeliegenden Erkrankung des Herzens ab.

Vorläufer gefährlicherer Rhythmusstörungen?

Nicht selten kommt es zum Übergang in Kammerflattern und Kammerflimmern.

Akute Notfallmaßnahmen

Die Behandlung zielt auf eine rasche Unterdrückung der ventrikulären Reizbildung.
Medikamentös kommen Lidocain u. a. (s. S. 82) in Betracht. Bei Nichtansprechen soll mit einer Elektrokardioversion nicht gezögert werden. Kontraindiziert ist die Elektrotherapie bei Digitalis-induzierter ventrikulärer Tachykardie. weil sie zu irreversiblem Kammerflimmern führen kann.
Wenn die Tachykardie mit großer Wahrscheinlichkeit durch Herzglykoside verursacht ist, so soll ein Behandlungsversuch mit Diphenylhydantoin (langsam intravenös) unternommen werden.

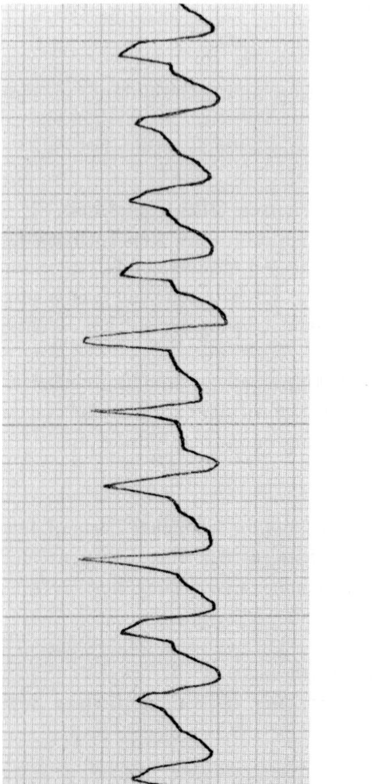
1 sec

4.6. Ventrikuläre Tachykardie (extrasystolische Form)

Definition
Schnelle, unregelmäßige Herzschlagfolge mit Reizbildung in den Ventrikeln.

EKG-Charakteristika
Der Rhythmus des Herzens besteht aus einer Kette aneinandergereihter polymorpher ventrikulärer Extrasystolen, was sich in unterschiedlich geformten QRS-Komplexen ausdrückt. P-Zacken sind nur selten erkennbar.

Besteht eine akute Gefährdung?
Eine extrasystolische, ventrikulkäre Tachykardie stellt eine hochgradig lebensbedrohliche Situation dar. Die hämodynamischen Auswirkungen sind stärker als bei der monotopen Form.

Vorläufer gefährlicherer Rhythmusstörungen?
Aufgrund einer besonders großen elektrischen Instabilität des Herzens kommt es häufig zum Übergang in Kammerflattern oder Kammerflimmern.

Akute Notfallmaßnahmen
Diese Form der Tachykardie kommt nur bei schwergeschädigten Herzen vor. Die Einleitung der Therapie muß so schnell wie möglich erfolgen. Die Maßnahmen entsprechen dem Vorgehen bei der gewöhnlichen Form der ventrikulären Tachykardie (s. S. 82).

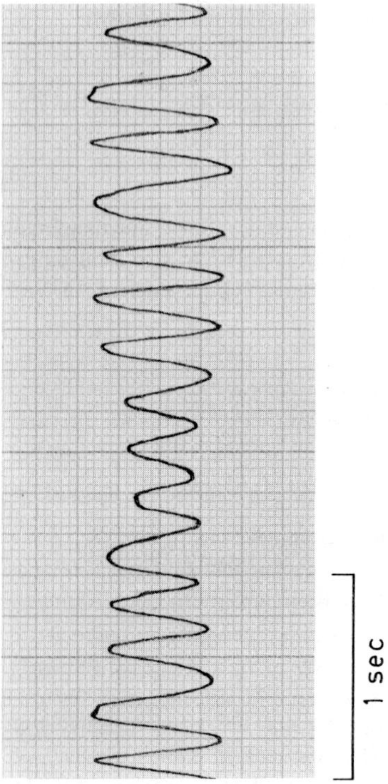
1 sec

4.7. Kammerflattern

Definition

Sehr tachykarder Herzrhythmus, bei welchem die Synchronität der Kammererregungen und Kontraktionen stark beeinträchtigt ist.

EKG-Charakteristika

Regelmäßige, haarnadelförmige Wellen mit großer Amplitude. Die Frequenz liegt meist bei über 220/min. Die Amplitude kann periodisch schwanken. Eine Unterscheidung in QRS-Komplexe und ST-T-Abschnitte ist nicht möglich.

Besteht eine akute Gefährdung?

Hochgradige Gefährdung durch stark verminderte Pumpleistung des Herzens.

Vorläufer gefährlicherer Rhythmusstörungen?

Meist kommt es rasch zu einem Übergang in Kammerflimmern.

Akute Notfallmaßnahmen

An erster Stelle steht die elektrische Defibrillation. Wenn diese nicht sofort möglich oder erfolgreich ist und Bewußtlosigkeit eintritt, müssen die Maßnahmen der kardiopulmonalen Wiederbelebung eingeleitet werden (s. S. 83). Solange noch eine ausreichende Zirkulation besteht, können medikamentöse Maßnahmen noch erfolgreich sein, wenn die Möglichkeit zur Defibrillation nicht gegeben ist. In Frage kommen Lidocain, Propafenon u. a. (s. S. 82). Zuerst kann der praecordiale Faustschlag versucht werden (s. S. 84).

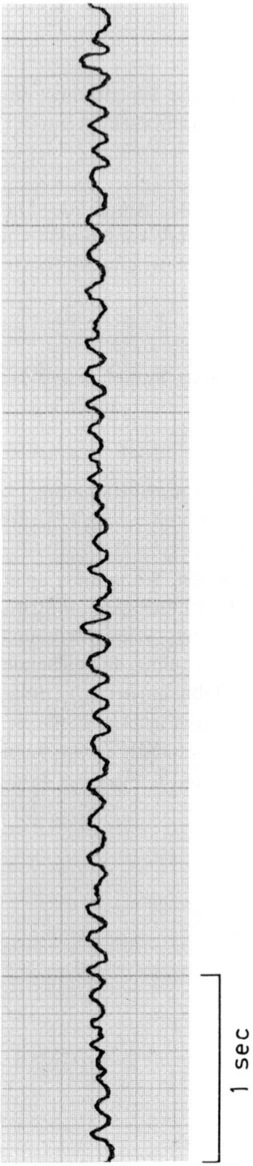
1 sec

4.8. Kammerflimmern

Definition

Hier erfolgen hochfrequente, unregelmäßige Depolarisationen der Kammermuskulatur, wodurch die Synchronität der Kammererregungen völlig aufgehoben ist. Die Blutförderung steht still.

EKG-Charakteristika

Völlig unregelmäßige Wellen, vorwiegend kleine Amplitude; QRS-Komplexe, T-Wellen und P-Zacken sind nicht mehr erkennbar.

Besteht eine akute Gefährdung?

Bei Kammerflimmern besteht ein totaler Kreislaufstillstand. Wird dieser Kreislaufstillstand nicht innerhalb von maximal 4 min behoben, so treten irreversible Schäden und der biologische Tod ein.

Akute Notfallmaßnahmen

Defibrillation und kardiopulmonale Wiederbelebung (s. S. 82, 83). Zu Beginn Versuch mit praecardialem Faustschlag.

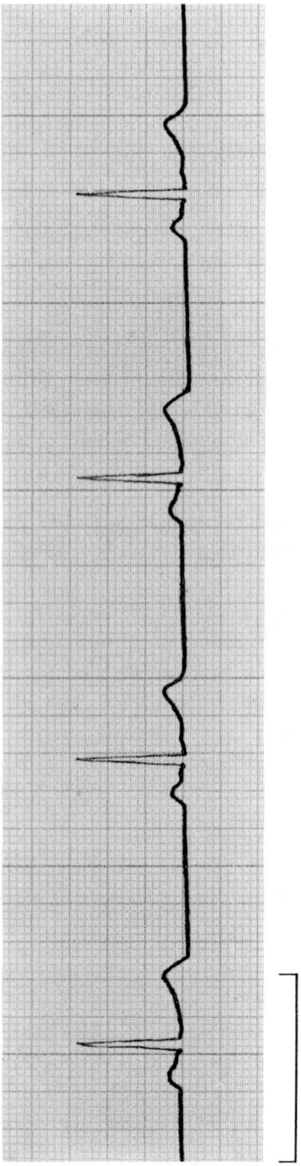
1 sec

5. Bradykarde Herzrhythmusstörungen

5.1. Sinusbradykardie

Definition
Eine Sinusbradykardie liegt vor, wenn die Frequenz des Sinusrhythmus unter 60/min absinkt.

EKG-Charakteristika
Wie beim Sinusrhythmus (s. S. 5), die Frequenz beträgt jedoch unter 60/min.

Besteht eine akute Gefährdung?
In der Regel ist eine Sinusbradykardie ein harmloses Symptom bei Vagotonie (z. B. bei Sportlern). Eine Sinusbradykardie tritt auch beim frischen Myokardinfarkt häufig auf. In diesen Fällen führt sie zu einer Gefährdung des Patienten durch Verminderung der Förderleistung des Herzens und Begünstigung anderer Herzrhythmusstörungen.

Vorläufer gefährlicherer Rhythmusstörungen?
In der akuten Phase des Herzinfarktes treten während einer Sinusbradykardie leicht ventrikuläre Arrhythmien (Extrasystolen, Tachykardien, im Extremfall Kammerflimmern) auf.

Akute Notfallmaßnahmen
sind nur bei frischem Herzinfarkt mit einer Frequenz unter 50/min bzw. bei Hypotension und Extrasystolie bei Herzfrequenz unter 60/min angebracht.
Therapie der Wahl: Atropin 0,5 bis 1,0 mg intravenös.
β-adrenerge Pharmaka sollten wegen der Gefahr der Aktivierung ventrikulärer Reizbildungszentren nur bei Versagen von Atropin gegeben werden (s. S. 81).

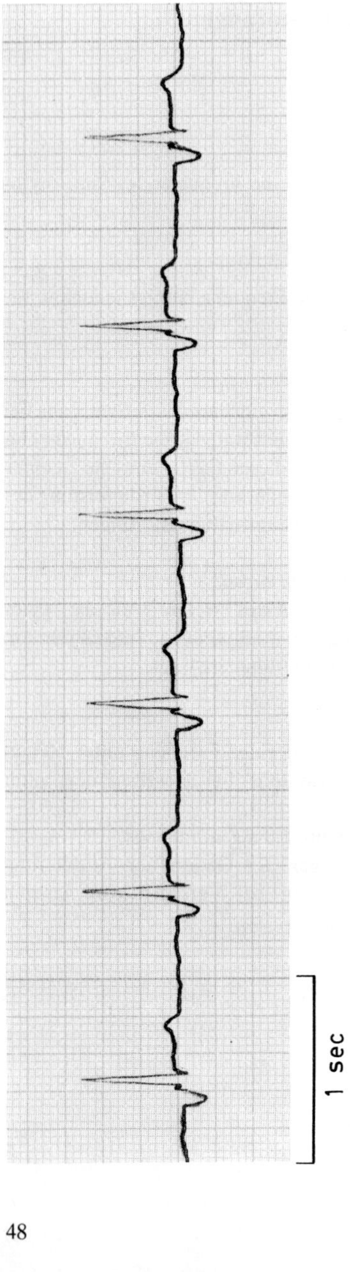
1 sec

5.2. Koronarsinusrhythmus

Definition

Vorwiegend bradykarder Herzrhythmus mit Reizursprung in den kammernahen Vorhofabschnitten (meist in der Nähe des Sinus coronarius = Einmündung der großen Herzvene in den rechten Vorhof).

EKG-Charakteristika

Negative P-Zacken gehen mit kurzer Überleitungszeit (um 0,12 sec) den Kammeraktionen voraus.

Besteht eine akute Gefährdung?

In der Regel nicht.

Vorläufer gefährlicherer Rhythmusstörungen?

Nein.

Akute Notfallmaßnahmen

Wie bei der Sinusbradykardie (s. S. 47).

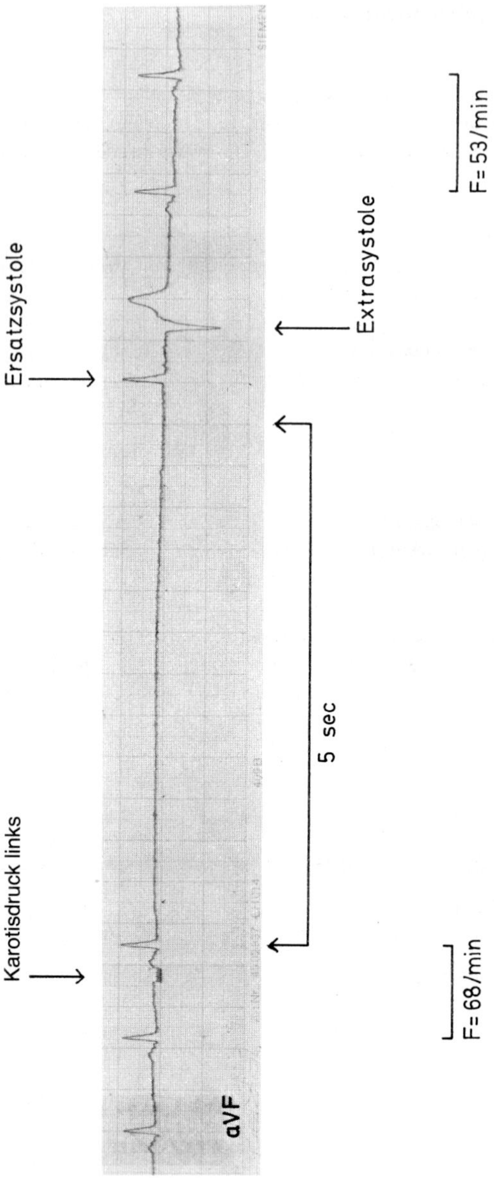

Karotisdruck links
Ersatzsystole
aVF
5 sec
Extrasystole
F= 68/min
F= 53/min

5.3. Hypersensibler Karotissinus

Definition

Durch mechanische Reizung des Karotissinus ausgelöste, übermäßige Tonussteigerung des N. depressor und damit des Parasympathikus mit abrupter Bremsung des Sinusknotens, seltener der AV-Überleitung oder der Kreislaufregulation.

EKG-Charakteristika

Bei leichter Massage des linken *oder* des rechten Karotissinus unter dem Kieferwinkel wird das EKG registriert. Dabei zeigt sich ein Ausbleiben der Vorhof- und damit der Kammererregung über mehrere Sekunden. Nicht selten kommen die ersten Kammererregungen durch Reizbildung in sekundären oder tertiären Reizbildungszentren zustande, bis der Sinusknoten seine Funktion wieder aufnimmt.

Besteht eine akute Gefährdung?

Durch die Asystolie kommt es zu Benommenheit, Schwindel oder auch Bewußtlosigkeit, dem Morgagni-Adams-Stokes-Syndrom. Meist ist die Bewußtlosigkeit aber nur von kurzer Dauer.

Vorläufer gefährlicherer Rhythmusstörungen?

Viele Patienten mit hypersensiblem Karotissinus weisen eine Beziehung zum Sinusknotensyndrom (= Syndrom des kranken Sinusknotens) auf, da bisweilen schon geringe Tonussteigerungen des Parasympathikus ausreichen, einen Sinusstillstand herbeizuführen.

Akute Notfallmaßnahmen

Atropin 0.5–1.0 mg intravenös, bei Versagen. Behandlung wie AV-Block 3. Grades (s. S. 63). Schrittmachertherapie ist häufig nicht zu umgehen.

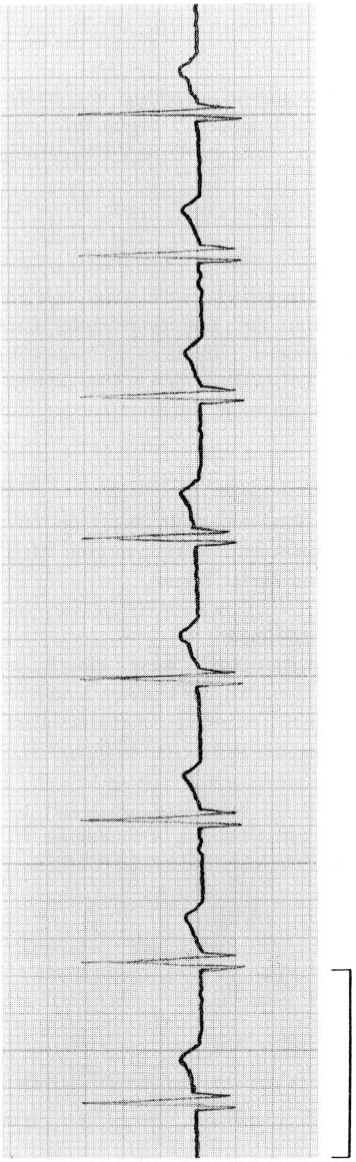
1 sec

5.4. Knotenrhythmus

Definition

Vorwiegend bradykarder Herzrhythmus mit Reizursprung in der Region um den AV-Knoten.

EKG-Charakteristika

Die von der Knotenregion ausgehenden Erregungen werden retrograd auf die Vorhöfe übergeleitet, wodurch die P-Wellen negativ werden. Diese können kurz vor (< 0,12 sec) oder nach dem QRS-Komplex sichtbar werden; wenn sie während des QRS-Komplexes auftreten (wie in unserem Beispiel), sind keine P-Wellen erkennbar.

Besteht eine akute Gefährdung?

In der Regel nicht.

Vorläufer gefährlicherer Rhythmusstörungen?

Nein.

Akute Notfallmaßnahmen

Wie bei Sinusbradykardie (s. S. 47).

5.5. AV-Blockierungen

Definition

Eine atrio-ventrikuläre (AV) Überleitungsstörung (= Block) liegt vor, wenn die Erregungsleitung von den Vorhöfen zur Kammer über die Norm verzögert oder aufgehoben ist. Nach dem Ausmaß der Leitungsstörung unterscheidet man drei Blockierungsgrade:

Beim AV-Block 1. Grades werden alle Vorhoferregungen zur Kammer hin übergeleitet, jedoch mit einer Verzögerung von mehr als 0,2 sec.

Beim AV-Block 2. Grades wird nur ein Teil der Vorhoferregungen auf die Kammer übergeleitet. Beim *Typ I* (Wenckebach) verlängert sich die Überleitungszeit periodisch bis zum Ausfall einer Überleitung, beim *Typ II* bleibt die Überleitungszeit konstant. In regelmäßigen Abständen wird eine Erregung nicht mehr auf die Kammer übergeleitet. Der Ausfall von Kammererregungen steht meist in einem konstanten Verhältnis zur Zahl der Vorhofaktionen (2 : 1-Block, 3 : 1-Block etc.).

Beim AV-Block 3. Grades wird keine Vorhoferregung mehr zur Kammer hin übergeleitet. Die Erregung der Kammern erfolgt durch ein kammereigenes Reizbildungszentrum mit niedriger Frequenz.

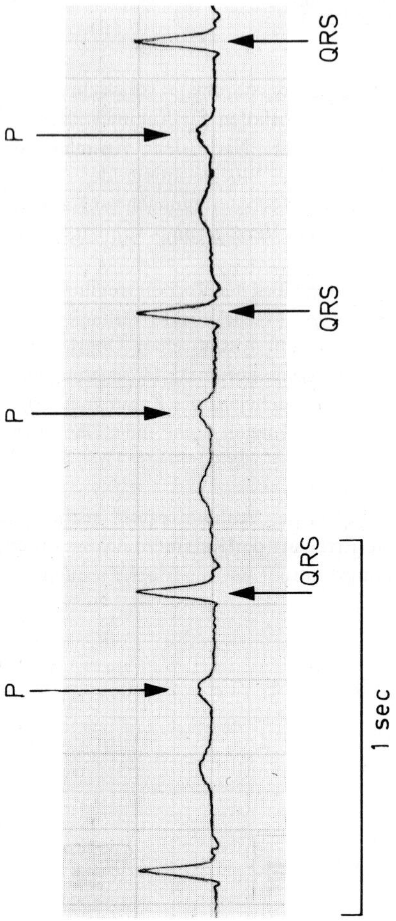
P
P
P
QRS
QRS
QRS
1 sec

5.5.1. AV-Block 1. Grades

EKG-Charakteristika

Regelmäßige Vorhof- und Kammeraktionen. Die PQ-Zeit ist auf über 0,2 sec verlängert.

Besteht eine akute Gefährdung?

Nein.

Vorläufer gefährlicherer Rhythmusstörungen?

Ein AV-Block 1. Grades signalisiert im Rahmen akuter Herzerkrankungen die Gefahr des Überganges in einen AV-Block höheren Grades, insbesondere wenn er kombiniert mit einem Schenkelblock oder einem Hemiblock auftritt.

Akute Notfallmaßnahmen

Bei akuten Herzerkrankungen ist eine intensive Überwachung notwendig, um die Entwicklung höhergradiger Blockierungen rechtzeitig zu erkennen.

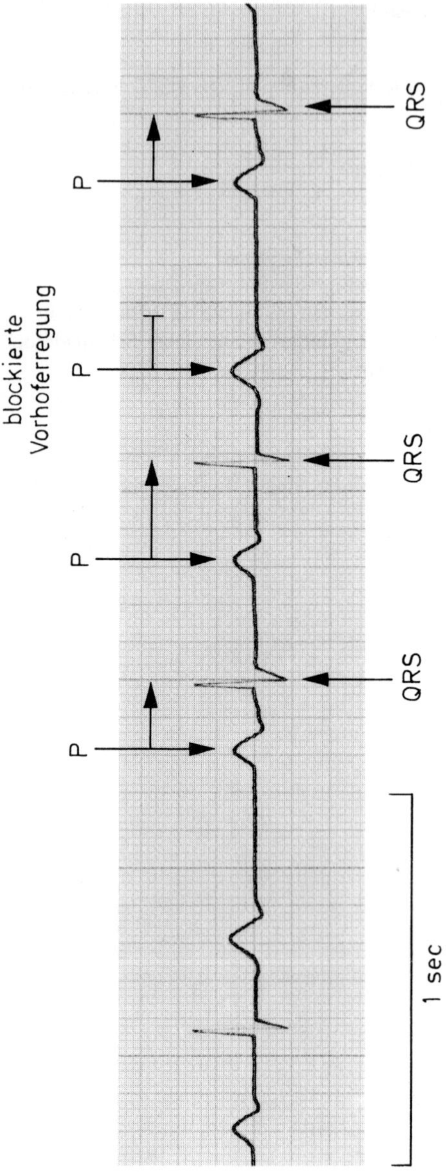
blockierte Vorhoferregung
P
P
P
P
QRS
QRS
QRS
1 sec

5.5.2. AV-Block 2. Grades (Typ I, Wenckebach-Periodik)

EKG-Charakteristika
Innerhalb einer Periodik wächst der Abstand zwischen P und QRS von dem ersten zum zweiten P, das dritte P wird nicht mehr zur Kammer hin übergeleitet. Dann „erholt" sich der AV-Knoten wieder und leitet das erste P wieder mit normaler Zeit über. Der Vorgang wiederholt sich wie oben geschildert periodisch. Im Einzelfall kann die Zahl der Herzschläge innerhalb einer Periode verschieden sein.

Besteht eine akute Gefährdung?
Nein.

Vorläufer gefährlicherer Rhythmusstörungen?
Selten, ein Übergang in AV-Blockierungen höheren Grades wird nur in wenigen Fällen beobachtet.

Akute Notfallmaßnahmen
Da diese Blockierungsform häufig durch Digitalis verursacht wird, ist die Therapie zu überprüfen. Vorübergehend kann Atropin zur Verminderung der Blockierung eingesetzt werden.

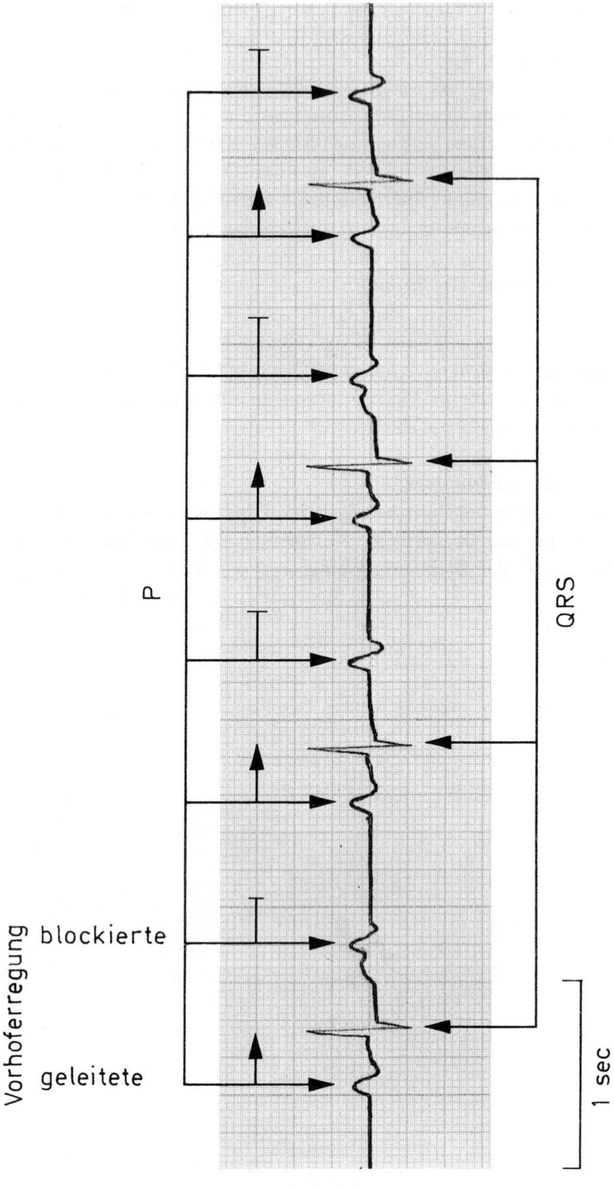
Vorhoferregung
blockierte
geleitete
P
QRS
1 sec

5.5.3. AV-Block 2. Grades (Typ II)

EKG-Charakteristika

Nur jede zweite (wie in unserem Beispiel) oder dritte Vorhoferregung wird auf die Kammer hin übergeleitet. Die Leitungszeit der geleiteten Schläge ist konstant. Es resultiert eine deutliche ventrikuläre Bradykardie.

Besteht eine akute Gefährdung?

Dies hängt vom Blockierungsgrad und der hierdurch bestimmten Frequenz der Kammern ab.

Vorläufer gefährlicherer Rhythmusstörungen?

Ein Übergang in einen totalen AV-Block ist möglich und viel häufiger als beim Typ I; dabei besteht dann die Gefahr, daß es zum Morgagni-Adams-Stokes-Syndrom kommt.

Akute Notfallmaßnahmen

Diese richten sich nach der effektiven Kammerfrequenz. Eine Frequenzanhebung mit Atropin gelingt nur in wenigen Fällen, so daß meist auf die Anwendung von Orciprenalin zurückgegriffen werden muß. Wenn möglich, soll eine Schrittmacherimplantation vorgesehen oder vorgenommen werden (s. S. 81).

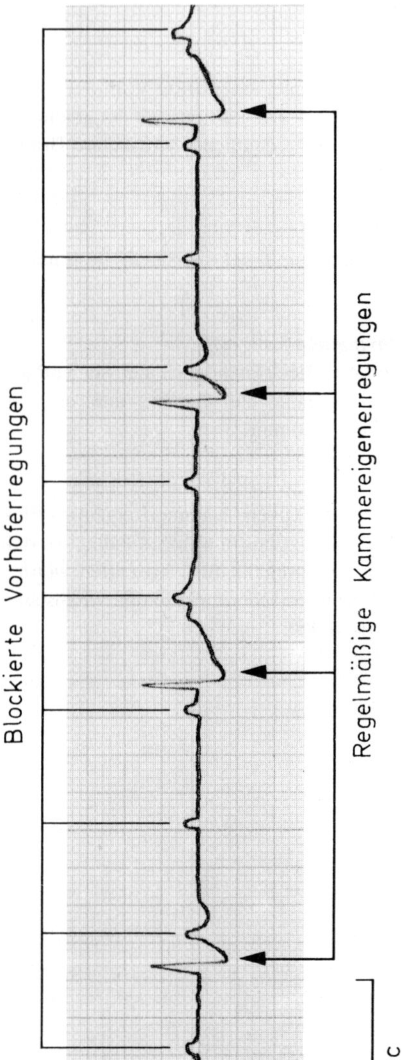
Blockierte Vorhoferregungen
Regelmäßige Kammereigenerregungen
1 sec

5.5.4. AV-Block 3. Grades

Kompletter oder totaler AV-Block.

EKG-Charakteristika

Die Vorhöfe schlagen regelmäßig mit normaler oder etwas erhöhter Frequenz. Völlig unabhängig hiervon sind regelmäßige Kammeraktionen mit langsamer Frequenz sichtbar. Infolge des Ursprungs in einem ventrikulären Zentrum sind die Komplexe meist schenkelblockartig verbreitert. Wenn die Reizbildungszentren in den Ventrikeln versagen, so können über kürzere Dauer die QRS-Komplexe völlig ausfallen und nur noch die P-Zacken sichtbar sein (Kammerasystolie). Fällt auch die Vorhoftätigkeit aus, so liegt eine völlige Asystolie vor (isoelektrische Linie im EKG).

Besteht eine akute Gefährdung?

Beim plötzlichen Eintreten eines totalen AV-Blocks hängt das Schicksal des Patienten von der Zeit ab, die ein Ersatzzentrum in den Kammern benötigt, um die Schrittmacherfunktion des Herzens zu übernehmen (die sog. präautomatische Phase, in der eine ventrikuläre Asystolie besteht). Bei nicht rechtzeitigem Einspringen eines Ersatzzentrums kommt es durch Kreislaufstillstand zum Morgagni-Adams-Stokes-Syndrom und zum Tod des Patienten.

Besteht ein totaler AV-Block schon längere Zeit, so ist ohne Behandlung die Gefahr eines plötzlichen Todes gegeben, wahrscheinliche infolge Aussetzen des Kammereigenrhythmus.

Vorläufer gefährlicherer Rhythmusstörungen?

Es besteht die Gefahr einer Kammerasystolie oder einer so starken Bradykardie, daß es zum Auftreten eines Morgagni-Adams-Stokes-Syndroms kommt.

Akute Notfallmaßnahmen

Diese sind notwendig, wenn Zeichen akuter zerebraler Mangeldurchblutung wie Schwindelanfälle, Bewußtseinsverlust oder Morgagni-Adams-Stokessche Anfälle auftreten und zielen auf eine Steigerung der Kammerfrequenz.

Medikamentös kann Orciprenalin als Injektion oder Infusion versucht werden, sicherer ist die Schrittmacherbehandlung (s. S. 81).

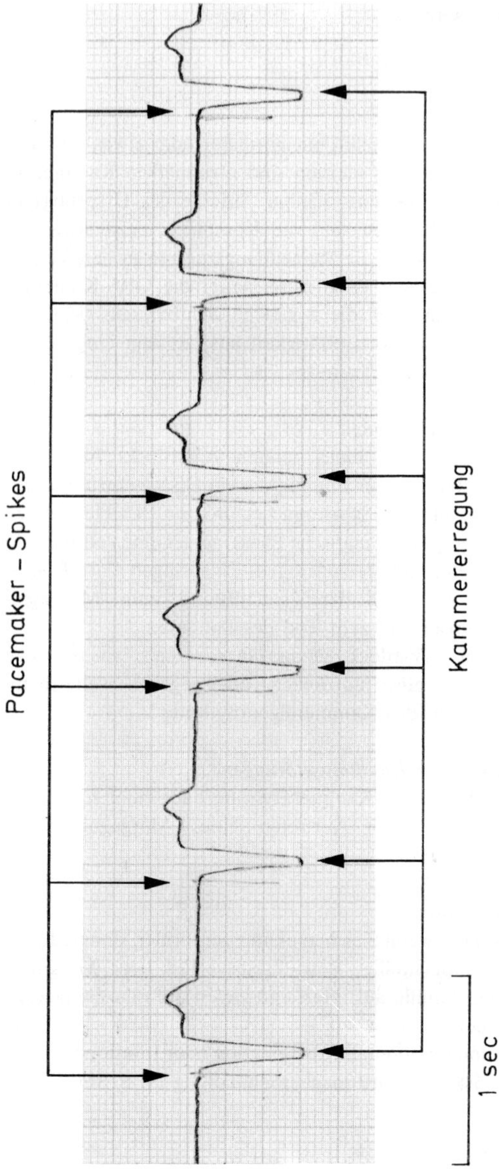
Pacemaker - Spikes
Kammererregung
1 sec

5.6. Regelmäßiger Schrittmacherrhythmus

Definition

Die Kammermuskulatur wird über eine Schrittmacherelektrode durch einen elektrischen Impulsgeber stimuliert, wenn die Frequenz der Spontanerregungsbildung zu niedrig ist.

EKG-Charakteristika

Vor jedem QRS-Komplex erkennt man den scharfen „Spike" des elektrischen Schrittmacherimpulses. Alle Herzschläge werden durch den Schrittmacher ausgelöst. Eigenaktionen des Herzens, die vom Schrittmacher unabhängig sind, sind nicht zu erkennen.
Die QRS-Komplexe sind schenkelblockartig verbreitert.
Der regelmäßige, schrittmacherinduzierte Kammerrhythmus hat bei Patienten mit schweren bradykarden Herzrhythmusstörungen eine lebenserhaltende Funktion.

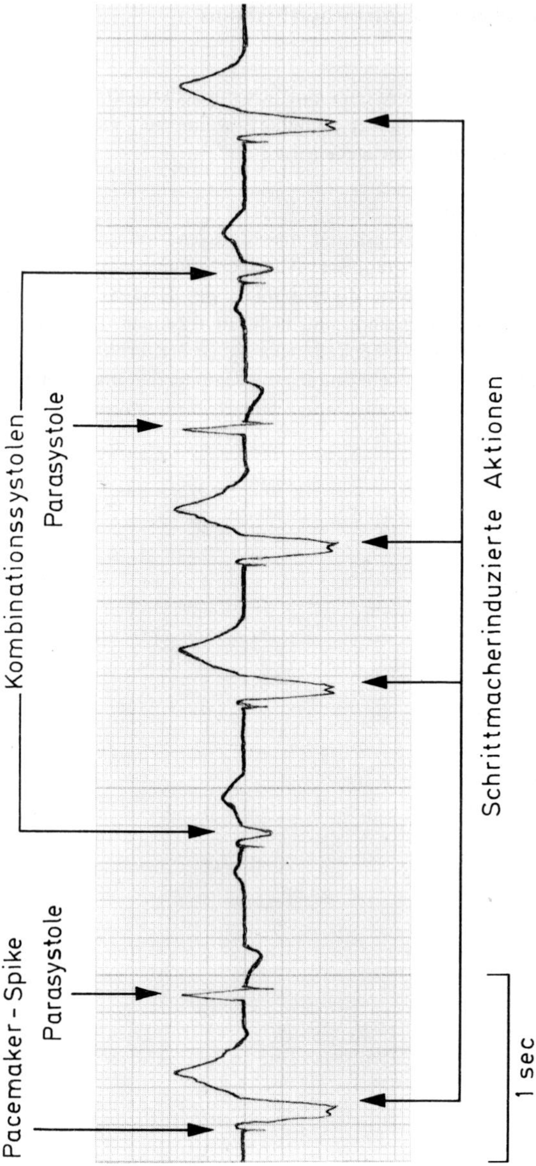
Pacemaker - Spike
Parasystole
Kombinationssystolen
Parasystole
Schrittmacherinduzierte Aktionen
1 sec

5.7. Schrittmacherrhythmus mit Parasystolen

Definition

Zwei Erregungsbildungszentren (1. der elektrische Schrittmacher mit starrer Frequenz und 2. eine spontane Reizbildung im Herzen) konkurrieren um die Erregung der Kammern.

EKG-Charakteristika

Regelmäßige (starrfrequente) Schrittmacherspikes. Nur die breiten, schenkelblockartig verformten QRS-Komplexe sind jedoch als vom Schrittmacher induzierte Herzaktionen anzusehen. Die schmalen QRS-Komplexe stellen Eigenerregungen des Herzens dar, wobei auch eine kombinierte Systole beobachtet werden kann, die sowohl durch Eigenerregung als auch durch Schrittmacherimpulse ausgelöst ist.

Besteht eine akute Gefährdung?

Meist nicht.

Vorläufer gefährlicherer Rhythmusstörungen?

Durch Einfall der Schrittmacherimpulse in die vulnerable Phase der Parasystole (Bereich der T-Welle) kann es zu Salven von Extrasystolen und selten einmal zum Auftreten von Kammerflimmern kommen. Parasystolie kann durch Verwendung von Demand-Schrittmachern vermieden werden.

Akute Notfallmaßnahmen

sind in der Regel bei Parasystolien nicht notwendig. Es kann versucht werden, die Eigenreizbildung des Herzens durch Gabe von β-Blockern (Propranolol, Acebutolol) zu unterdrücken.

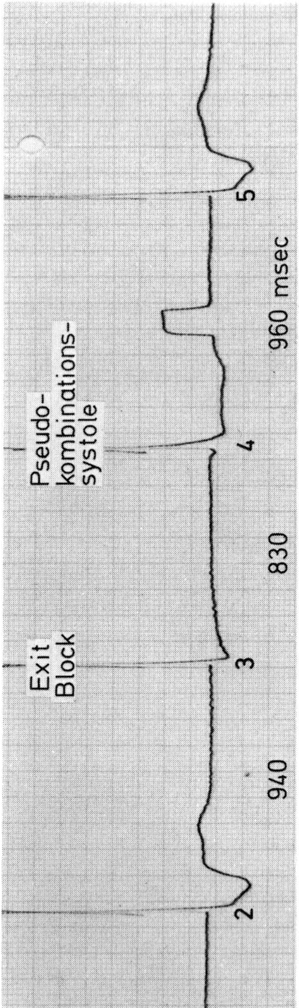
1
940
2
940
Exit
Block
3
830
Pseudo-
kombinations-
systole
4
960 msec
5

5.8. Schrittmacherrhythmus mit Exit Block

Definition

Regelmäßiger Einfall von Schrittmacherimpulsen, denen zeitweise oder immer keine Kammeraktionen folgen.

EKG-Charakteristika

Die Kammeraktionen 1 und 2 sind durch den Schrittmacher hervorgerufen. Der Impuls 3 folgt im gleichen Abstand von 940 msec, einer Frequenz von 63/min entsprechend. Der nächste Impuls ist durch eine in kürzerem Abstand einfallende Kammereigenerregung getriggert (Pseudo-Kombinationssystole). Wenn der Abstand zwischen Impuls 3 und 4 ebenfalls 940 msec betragen würde, bei ähnlich konfiguriertem Kammerkomplex, würde es sich um eine echte Kombinationssystole handeln. Bei den heute überwiegend eingesetzten inhibierten Schrittmachertypen entfällt der Impuls bei früher einsetzender Kammererregung.

Besteht eine akute Gefährdung?

Ja, aus zwei Gründen:

1. Exit Block; es besteht die Gefahr, daß die Überleitungsstörung vollständig wird, also gar keine Impulse des Schrittmachers mehr übergeleitet werden. Die Gefährdung hängt dann von der Grundstörung des Rhythmus ab, die vor der Schrittmacherimplantation bestand. Man kann sich aber nicht darauf verlassen, daß ein vor Implantation noch ausreichender Eigenrhythmus bei Ausfall der Impulse auch wieder einsetzt.
2. Die Impulsfrequenz von 63/min zeigt eine Erschöpfung der Batterie an, da die Impulsfrequenz 70/min betragen sollte. Es besteht also die Gefahr, daß auch die Impulsbildung im Schrittmacher bald aufhört.

Dieser Parameter ist nur zu beurteilen, wenn die normale Impulsfrequenz bekannt ist. Bei den zunehmend verwendeten programmierbaren Schrittmachern ist die genaue Protokollierung der Schrittmacherdaten und das Mitführen des Schrittmacherausweises durch den Patienten wichtiger als früher geworden.

Vorläufer gefährlicher Rhythmusstörungen?

Da der Schrittmacher durch Exit Block und Frequenzabfall ausfallen kann, droht eine Bradykardie eventuell mit Morgagni-Adams-Stokes-Anfall.

Akute Notfallmaßnahmen

Schrittmacher-Revision einleiten. Bei stark abfallender Herzfrequenz Maßnahmen wie S. 81.

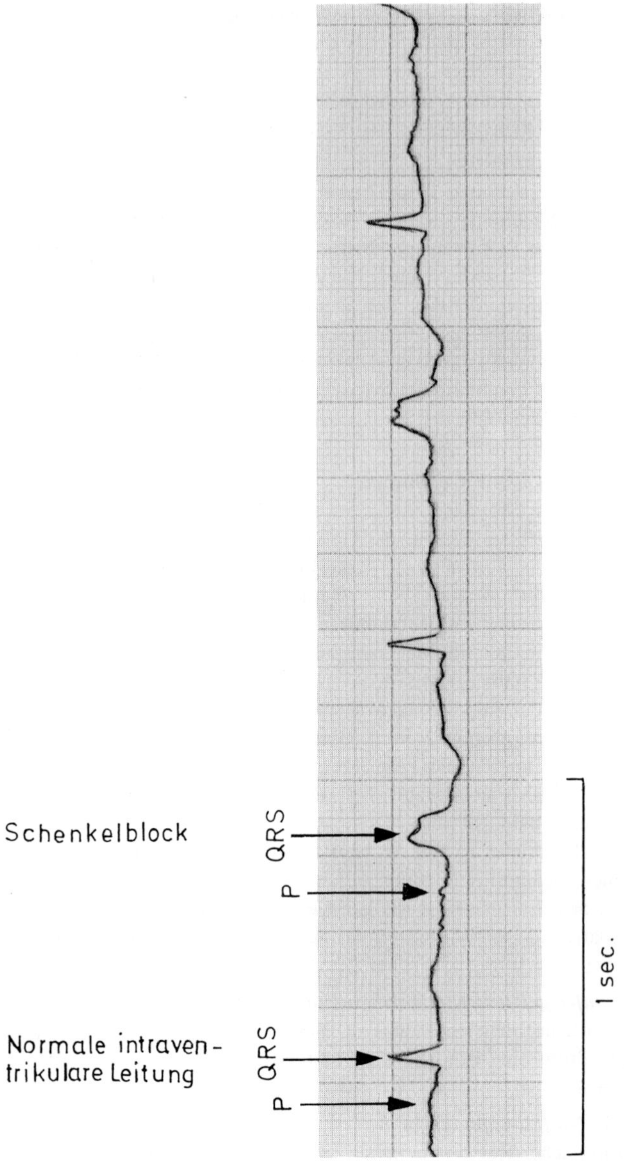
Schenkelblock
QRS
P
Normale intraventrikulare Leitung
QRS
P
1 sec.

6. Intermittierender Schenkelblock

Definition

Ein Schenkelblock ist durch die Unterbrechung eines der beiden Tawara-Schenkel (vergl. S. 5) bedingt.
Die Erregung breitet sich nicht über die spezifischen Leitungsbahnen des betreffenden Herzabschnittes, sondern über die Kammermuskulatur aus. Da die muskuläre Erregungsleitung wesentlich langsamer verläuft, wird die Phase der Erregungsausbreitung (= QRS-Komplex) im EKG verbreitert.
Beim intermittierenden Schenkelblock ist die Unterbrechung der Erregungsleitung reversibel. Wenn er nur bei einigen Kammerkomplexen auftritt, entsteht bei oberflächlicher Betrachtung der Eindruck einer Rhythmusstörung.

EKG-Charakteristika

Jedem QRS-Komplex geht in normalem Abstand eine P-Zacke voraus, es liegt ein regelmäßiger Sinusrhythmus vor.
Einige QRS-Komplexe sind normal konfiguriert, einige schenkelblokkartig verbreitert.

Besteht eine akute Gefährdung?

Die Entwicklung eines Schenkelblocks zeigt dann eine akute Gefährdung an, wenn sie während der Applikation eines Antiarrhythmikums oder im Verlaufe eines akuten Herzinfarktes auftritt. Bei Progredienz muß mit der Entwicklung einer totalen Blockierung der Vorhofkammerleitung gerechnet werden.

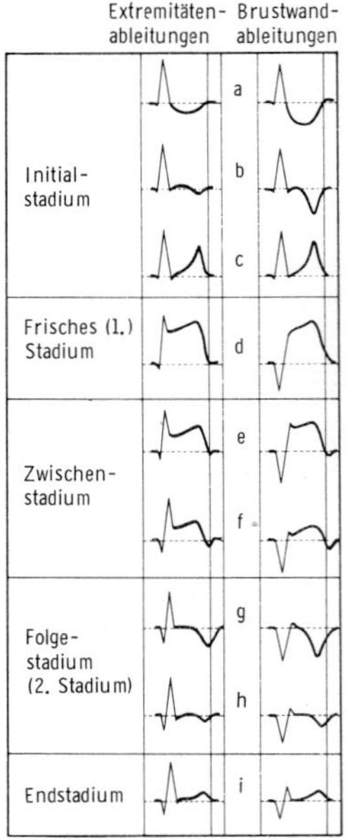

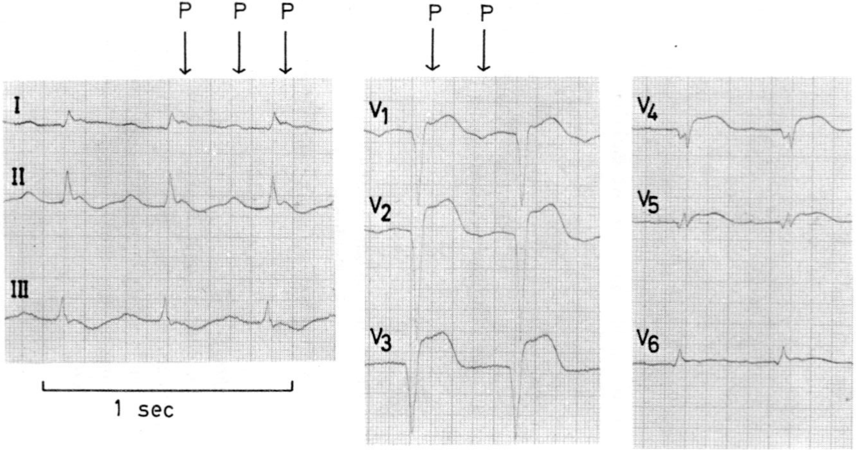

Akuter Herzvorderwandinfarkt, Vorhoftachykardie mit 2 : 1 Block

7. Der Herzinfarkt

Definition

Unter dem Herzinfarkt versteht man einen plötzlichen Untergang eines größeren Areals von Herzmuskelgewebe.

Eine Notfallsituation beim frischen Herzinfarkt entsteht durch Versagen des Herzens als Pumpe:

a) durch den Ausfall eines sehr großen Muskelbezirks (kardiogener Schock) oder

b) durch Störung der Herzschlagfolge.

Im akuten Stadium ist der Herzinfarkt durch typische EKG-Veränderungen gekennzeichnet. Nach der Lokalisation sind diese EKG-Veränderungen entweder in den Brustwandableitungen vorherrschend (Vorderwandinfarkt) oder in den Extremitätenableitungen III (II), aVF (Hinterwandinfarkt). Die typischen Veränderungen lassen sich in mehrere Stadien einteilen:

Initialstadium. Dieses Stadium ist durch hohe spitze T-Wellen (+ oder −) gekennzeichnet. In diesem nur selten erfaßten Stadium ist es oft noch nicht möglich zu entscheiden, ob die EKG-Veränderungen sich zurückbilden, oder zu einem typischen Infarktbild fortschreiten werden.

Frisches (1. Stadium). Die meisten Patienten werden in diesem Stadium vom Arzt zuerst gesehen. Es ist durch die typische Anhebung der ST-Strecke gekennzeichnet (monophasische Deformierung).

Zwischenstadium. Hier beginnt der Übergang zum zweiten Stadium. Die ST-Streckenhebung geht zurück, die T-Negativierung beginnt, breite Q-Zacken bilden sich aus.

Folgestadium (2. Stadium). Die akute Phase des Infarkts ist überstanden. Die ST-Strecke ist meist wieder isoelektrisch. Dieses Stadium bleibt lange bestehen.

Endstadium. Dieses Stadium wird meist erst nach längerer Zeit, manchmal gar nicht erreicht. Nur die Q-Zacken bleiben als Nekrosezeichen bestehen.

Infarktstadien nach Heinecker. Die QT-Dauer ist nach dem Initialtadium häufig verlängert, s. Verlauf der dünnen Linie am Ende von T.

Für die Erkennung des Vorderwandinfarktes sind die Brustwandableitungen, für die Diagnose des Hinterwandinfarktes die Extremitätenableitungen *unabdingbar.*

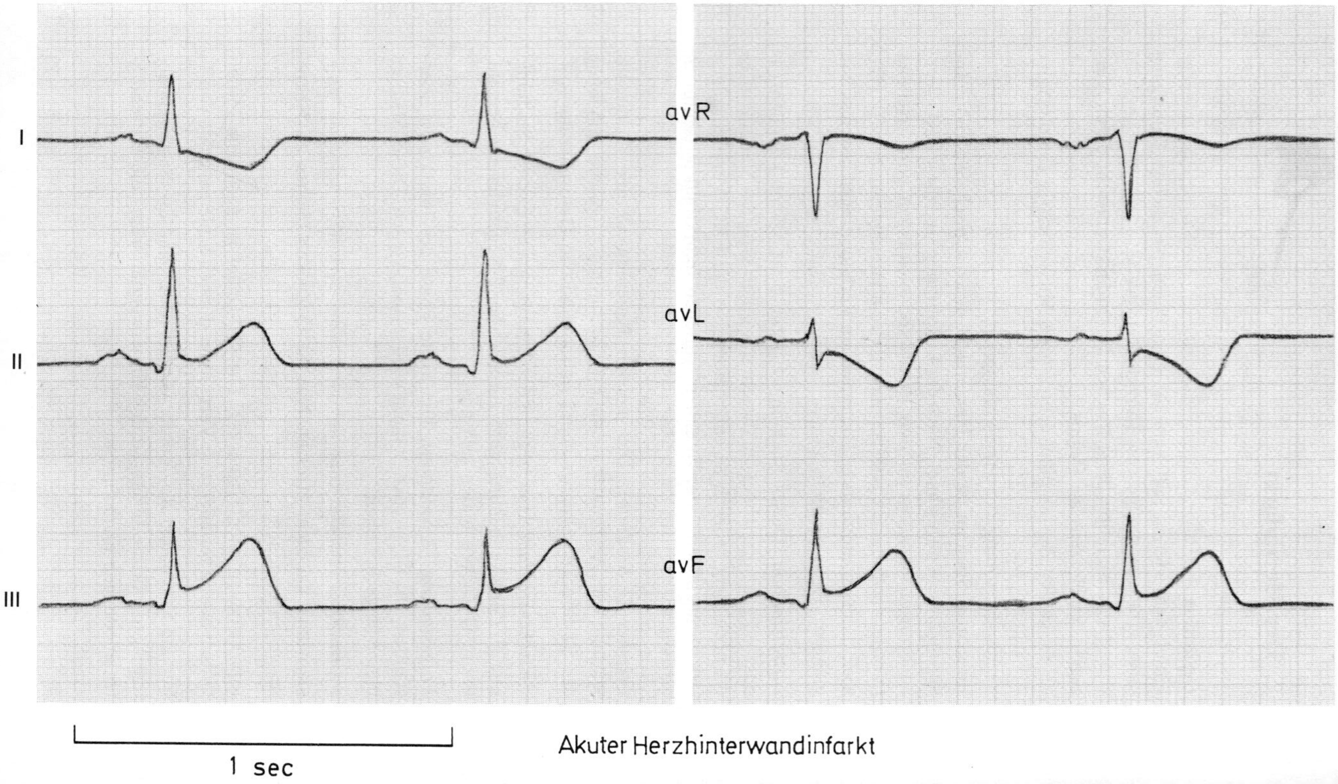

Akuter Herzhinterwandinfarkt

EKG-Charakteristika

Die auch benutzte Bezeichnung 1. und 2. Stadium zeigt die am häufigsten gesehenen Veränderungen an. Im frischen Stadium ist die ausgeprägte ST-Hebung charakteristisch, die beim Vorderwandinfarkt am häufigsten in den Ableitungen V_3 bis V_5, beim Hinterwandinfarkt in den Ableitungen III und aVF zu erkennen ist. Die ST-Hebung verändert sich meist innerhalb von Stunden. Sie ist beim Hinterwandinfarkt häufig nicht so stark ausgeprägt wie beim Vorderwandinfarkt. Bald kommt es zur Ausbildung von negativen T-Wellen und Abnahme der ST-Senkung (Zwischenstadium). Ist die ST-Strecke zur isoelektrischen Linie zurückgekehrt (Folgestadium), ist die akute Phase des Herzinfarkts überstanden. Bei Ausbildung eines Aneurysmas kann die ST-Hebung bestehen bleiben. Das Endstadium mit wieder positivem T bei fortbestehender Q-Zacke als Nekrosezeichen wird manchmal gar nicht erreicht. Das negative T bleibt dann bestehen.

Besteht eine akute Gefährdung?

Rhythmusstörungen sind beim akuten Herzinfarkt außerordentlich häufig. Die Gefährdung durch Rhythmusstörungen nimmt in den ersten Tagen nach Infarkt schnell ab. Es kommen sowohl tachykarde wie bradykarde Arrhythmien vor, wobei beide Formen gleichzeitig oder schnell wechselnd vorliegen können.

Rhythmusstörungen sind nicht immer leicht zu erkennen, wenn zum Beispiel nur eine Brustwandableitung zur Überwachung angelegt ist oder ein Notfall-EKG-Gerät mit Dreipunktelektroden auf den Brustkorb gesetzt wird. Im Beispiel auf S. 72 eines frischen Vorderwandinfarkts besteht zusätzlich eine Vorhoftachykardie mit einer Frequenz von 240/min und einem 2 : 1-Block, so daß die Kammerfrequenz 120/min beträgt. In den Brustwandableitungen ist die blockierte P-Welle durch die ST-Hebung in den rechtspraecordialen Ableitungen verdeckt. In den linkspraecordialen Ableitungen ist die Amplitude der P-Welle zu klein um sicher erkannt zu werden. In den Extremitätenableitungen sind beide P-Wellen gut zu lokalisieren.

Rhythmusstörungen ventrikulären Ursprungs sind auch bei einer Brustwandmonitorelektrode gut zu diagnostizieren. Vor einer Therapie einer Rhythmusstörung sollte jedoch immer ein vollständiges EKG mit 12 Ableitungen vorliegen. In Notsituationen kann und soll beim klinischen Bild eines Infarkts mit antiarrhythmischer Therapie begonnen werden, wenn Arrhythmien auskultatorisch festzustellen sind und eine EKG-Registrierung noch nicht möglich ist.

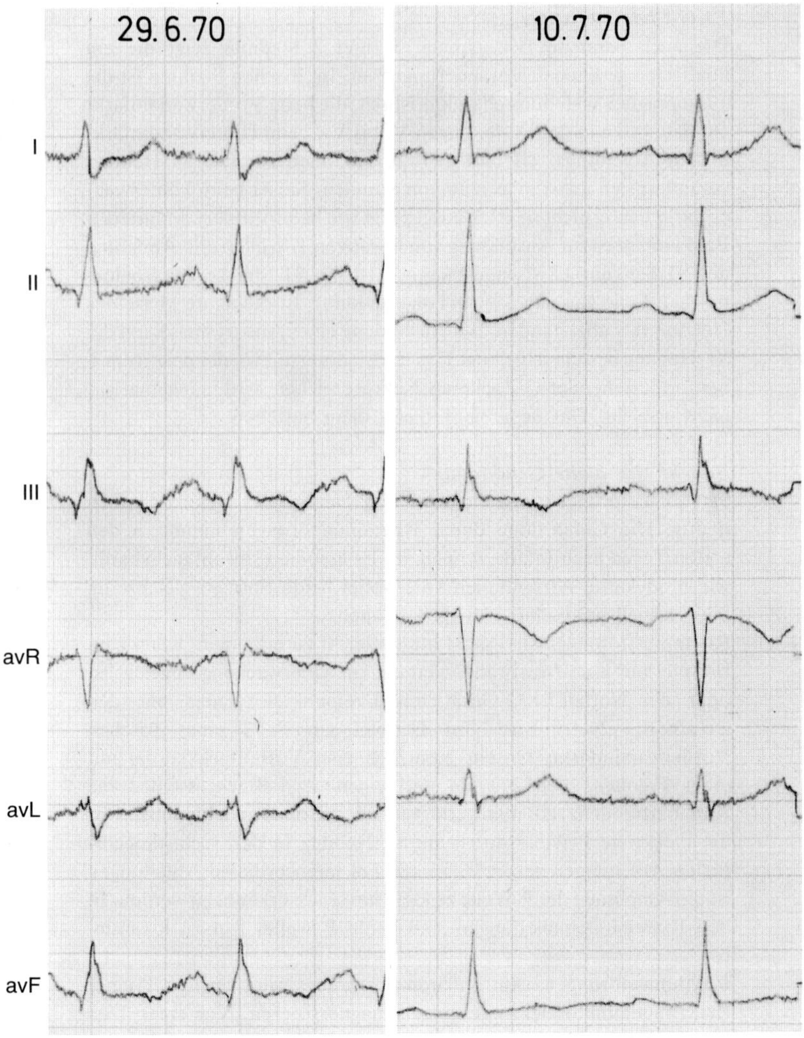

Akute Lungenembolie

1 sec

8. Das akute Cor pulmonale

Definition

Ein plötzliches Versagen des rechten Herzens aufgrund einer akuten Widerstandsänderung im Lungenkreislauf.
Häufigste Urasche: Lungenembolie.
Die plötzliche Überlastung des rechten Herzens führt im EKG zu Veränderungen, die aber in vielen Fällen für die Diagnose nicht ausreichen.

EKG-Charakteristika

Sinustachykardie.
P-dextroatriale (hohes P in II und III).
Deutliche S-Zacke in I und Q-Zacke in III (sog. SI QIII Typ).
Inkompletter Rechtsschenkelblock.
Negative T-Zacken in $V_1 - V_3$.
Die Veränderungen im Elektrokardiogramm sind meist flüchtig und können dadurch der Beobachtung entgehen.
Häufig ist eine Beurteilung der EKG-Veränderungen nur möglich, wenn vor dem Ereignis angefertigte Elektrokardiogramme zum Vergleich vorliegen, oder wenn spätere Untersuchungen einen Rückgang der akuten Veränderungen erkennen lassen (s. Beispiel: Am 29. 6. 1970 typische EKG-Zeichen nach akuter Lungenembolie. Am 10. 7. 1970 weitgehende Rückbildung).

9. Therapieübersicht

Nicht alle Rhythmusstörungen stellen eine Indikation zur Behandlung dar. Solche Arrhythmien sind z. B. Extrasystolen, die in Ruhe, aber nicht unter Belastung, gelegentlich auch bei gesunden Personen auftreten. Auch Rhythmusstörungen, die zwar selektiv behandelt werden, aber keinen Notfall darstellen, sollen in dieser Anleitung nicht berücksichtigt werden. In einer Notfallsituation, insbesondere kardialer Ursache, wie beim akuten Myokardinfarkt, können Rhythmusstörungen, die sonst nicht behandelt werden, eine sichere Indikation zur Therapie oder zur genauen Überwachung darstellen. In diesem Sinne lassen sich Rhythmusstörungen in zwei Gruppen einteilen:

1. Arrhythmien, die für sich noch keinen Notfall darstellen, aber in Begleitung einer Notfallsituation auftreten.
2. Arrhythmien als Notfall, weil sie die Hämodynamik so beeinflussen, daß die Gewebsperfusion nicht ausreichend ist. Dabei ist festzuhalten, daß die obere und untere Grenze der Herzfrequenz, ab der man die Arrhythmie als Notfall ansehen muß, nicht festliegt, sondern je nach Grundkrankheit, Alter und Zustand des Herzens und des Gefäßsystems fließend ist. Eine schematische Einteilung nach der Frequenz ist also nicht möglich. Wir müssen daher
   a) die Art der Rhythmusstörungen bestimmen, in der Regel durch das EKG und
   b) aus vorwiegend klinischen Befunden die Indikation für die Art der Behandlung ableiten.

Zum Beispiel wird man bei einer ventrikulären Tachykardie die Indikation zum Einsatz eines elektrischen Defibrillators von dem Zustand des Patienten abhängig machen; je stärker die Zeichen der Kreislaufinsuffizienz sind, desto eher sollte man elektrisch defibrillieren, um nicht Gefahr zu laufen, die negativ inotrope Wirkung mehrerer antiarrhythmischer Pharmaka eventuell ohne Erfolg in Kauf nehmen zu müssen.

Bei der intravenösen Behandlung von Rhythmusstörungen muß man immer auf einen Zwischenfall, der durch Herzstillstand oder Kammerflimmern eintreten kann, vorbereitet sein. Auch bei oraler Behandlung können, insbesondere bei schwergeschädigten Herzen, Erregungsüberleitungs- und Erregungsausbreitungsstörungen auftreten (AV-Block, Schenkelblock). Eine EKG-Kontrolle der Behandlung ist immer anzuraten.

9.1. Arrhythmien in Begleitung von Notfallsituationen

Tachykarde Arrhythmien

Sinustachykardie (s. S. 13)
Keine antiarrhythmische Therapie, Behandlung der Grundkrankheit, eventuell Volumenersatz etc.

Vorhofextrasystolen (s. S. 15)
Bei vereinzelten Extrasystolen ist eine Therapie nicht notwendig. Bei gehäuften Extrasystolen und wenn ein Anhalt für ein P-sinistro-atriale besteht (P-Wellen in Abl. II doppelgipflig und mehr als 0.12 sec breit), kann durch Chinidin oral oder Digitalisierung einem Vorhofflimmern evtl. vorgebeugt werden.

Kammerextrasystolen (s. S. 31, 33, 35, 37)
Für die Behandlung von Kammerextrasystolen stehen eine Reihe von Medikamenten zur Verfügung, die je nach Häufigkeit von Nebenwirkungen in einer gewissen Reihenfolge angewendet werden. Mehr als 2, allenfalls 3 Medikamente sollten in kürzeren zeitlichen Abständen intravenös nicht gegeben werden, da sonst Erregungsleitungs- oder Reizbildungsstörungen auftreten können, die nicht mehr kontrollierbar sind.

1. Lidocain (Xylocain) initial 100 mg (= 5 ml der 2%igen Lösung) langsam intravenös, anschließend Tropfinfusion 2 bis 4 mg/min = 20 bis 40 Tropfen der 0,2%igen Lösung.
   Da Lidocain rasch in der Leber abgebaut wird, ist ohne Infusion eine Wiederholung der Injektion alle 15 bis 20 min notwendig. Bei höhergradigen Leberfunktionsstörungen und bei schlechter Kreislaufsituation (kardiogener Schock) muß mit einer verlängerten Wirkdauer gerechnet und die Dosis reduziert werden.
2. Acebutolol (Prent) 5 bis 15 mg intravenös, oder Pindolol (Visken) i.v., 0,4–1 mg.
3. Propafenon (Rytmonorm) 10 bis 20 ml intravenös innerhalb von 3–5 min. EKG-Kontrolle zur Beachtung der Erregungsausbreitung = Breite von QRS sind notwendig. Wird QRS um mehr als 20% breiter und/oder tritt ein Schenkelblockbild auf, so muß die Injektion unterbrochen werden. Blutdruckkontrolle!

Eine Indikation zur Behandlung der Extrasystolen ist beim kardialen Notfall immer gegeben.
Bei anderen Notfällen (Blutungen, Trauma) sollten Extrasystolen dann behandelt werden, wenn Anhalt für das Vorliegen einer Herzerkrankung gegeben ist (z. B. alter Infarkt).

Vorhoftachykardien, paroxysmale supraventrikuläre Tachykardie, Vorhofflattern und Vorhofflimmern mit rascher Kammerfrequenz

Diese Tachykardien mit Reizursprung im Vorhofgebiet stellen für sich allein nur selten eine Notfallsituation dar. Bestehen sie längere Zeit, kann eine Herzinsuffizienz auftreten und zur Notfallsituation führen. Die Therapie zielt zuerst auf eine Senkung der Kammerfrequenz durch Verminderung der Leitfähigkeit des AV-Knotens. Dies kann besonders rasch erreicht werden durch langsame Injektion von:
Verapamil (Isoptin) 5 bis 10 mg intravenös. Digitalisierung ist häufig notwendig, Anfangsdosis: 0.5–0.8 mg Digoxin intravenös z. B. Novodigal.
Wenn auch nach Digitalis die Kammerfrequenz nicht ausreichend absinkt, können zusätzlich β-Rezeptorenblocker oral gegeben werden.
Chinidin oder Disopyramid ist bei Patienten mit Vorhofflattern ohne Digitalisbehandlung kontraindiziert, weil es:

a) die Frequenz des Vorhofflatterns vermindert,
b) durch vagolytische Nebeneffekte die Leitfähigkeit des AV-Knotens verbessert.

Als Gesamtwirkung erfolgt eine häufigere Überleitung von Vorhoferregungen zur Kammer, die Kammerfrequenz steigt also (sog. Deblockierung).

Bradykarde Arrhythmien

Sinusbradykardie (s. S. 47),
Koronarsinusrhythmus (s. S. 49),
Knotenrhythmus (s. S. 53)
und *AV-Leitungsstörungen* 1. und 2. Grades (s. S. 55–61), werden im Prinzip gleich behandelt. Durch Atropin, Orciprenalin oder auch Oxyfedrin wird die Überleitung verbessert und die Sinusfrequenz angehoben.
Atropin 0,5 bis 2,0 mg i.v.,
Oxyfedrin (Ildamen) 4 bis 8 mg i.v.,
Orciprenalin (Alupent) 0,25 bis 0,5 mg i.v.
Die empfohlene Atropindosis von 0,5 mg wird in 5minütigen Abständen wiederholt, bis die gewünschte Herzfrequenz erreicht ist. Kleinere Atropindosen müssen vermieden werden, weil es sonst zu einer paradoxen Reaktion mit Frequenzabfall kommen kann.
Die Pharmaka werden in der angegebenen Reihenfolge eingesetzt. In Einzelfällen muß die Dosis von Orciprenalin stark gesteigert werden. Intravenöse Infusion ist dann notwendig.
Über die Indikation zur elektrischen Schrittmacherbehandlung muß im Einzelfall entschieden werden.

9.2. Notfälle, in denen die Arrhythmie selbst lebensbedrohlich ist

Kammertachykardie

Bei einer Tachykardie der Kammer kann der *Reizherd ventrikulären oder supraventrikulären Ursprungs* sein (s. S. 39).

Bei supraventrikulären Tachykardien kann es durch Ermüdung eines Leitungsschenkels in der Kammer zu einer aberrierenden Leitung kommen, wodurch breite QRS-Komplexe entstehen. Eine solche supraventrikuläre Tachykardie mit aberrierender Leitung ist oft nicht sicher von einer Tachykardie mit primär ventrikulärem Reizursprung zu unterscheiden.

Für die Indikation zur Elektrotherapie (Kardioversion durch herzphasengesteuerten Elektroschock) ist der Reizursprung von untergeordneter Bedeutung. Zuvor kann ein Versuch mit der medikamentösen Therapie unternommen werden. Die Medikamente gleichen denen, die unter ventrikulären Extrasystolen angeführt wurden (s. S. 80). Mehr noch als bei der Extrasystolie muß vor *mehrfachen* Injektionen von Antiarrhythmika gewarnt werden. Führt die medikamentöse Therapie nicht zum Erfolg, muß die elektrische Kardioversion angewandt werden. Sind zu viele Antiarrhythmika gegeben worden, kann nach dem Elektroschock unter Umständen die spontane Erregungsbildung im Herzen ausbleiben.

Daher sollte mit der Defibrillation nicht gezögert werden, wenn der Zustand des Patienten durch die Tachykardie bedroht ist und sich ein Kreislaufversagen abzeichnet. Ist ein *supraventrikulärer* Reizursprung, z. B. bei deblockiertem Vorhofflattern (s. S. 19), gesichert, so muß versucht werden, die Leitfähigkeit des AV-Knotens rasch zu vermindern. Zur Therapie kommen in Frage:

Verapamil (Isoptin) 5 bis 10 mg intravenös oder

Digoxin (Novodigal) 0,4 bis 0,8 mg intravenös.

Bei der Injektion von Verapamil ist die Wirkung schneller als nach Digoxin, allerdings muß auf Blutdruckabfall geachtet werden.

Kammerflattern, Kammerflimmern

Diese Rhythmusstörungen können als nur sekundenlang andauernde Anfälle auftreten, die spontan wieder in einen anderen Herzrhythmus übergehen. In diesen Fällen bleibt Zeit für eine antiarrhythmische Therapie, die derjenigen bei Kammerextrasystolen entspricht. Man muß Vorbereitungen für die elektrische Defibrillation treffen.

Tritt anhaltendes Kammerflattern auf, geht dieses bald in Kammerflimmern über. Anhaltendes Kammerflimmern kann auch als erstes

auftreten. Im Initialstadium kann manchmal durch einen kräftigen präkordialen Faustschlag Flattern oder Flimmern beseitigt werden (s. S. 84, 90).
Steht ein Defibrillator zur Verfügung, muß sofort elektrisch defibrilliert werden. Bei Geräten, die auch zur Kardioversion (herzphasengesteuerte Stromstöße zur Beseitigung von supraventrikulären Arrhythmien) verwendbar sind, muß hierbei die Herzphasensteuerung ausgeschaltet werden. Es besteht sonst die Gefahr, daß bei niedrigen Flimmerpotentialen keine Auslösung des Stromstoßes erfolgt.
Besteht Kammerflattern, wobei der Patient oft noch bei Bewußtsein ist, so kann mit einer relativ geringen elektrischen Energie (100 Wsec) die Defibrillation versucht werden. Um eine Narkose zu umgehen, genügt häufig die langsame Injektion von 10 bis 40 mg Diazepam (Valium). Auf ausreichende Lungenventilation muß hierbei besonders geachtet werden.
Ist der Patient nach einem ca. 20 sec anhaltenden Kammerflimmern bewußtlos, muß sofort elektrisch defibrilliert werden. Es kann, da keine Schmerzreaktionen beachtet werden müssen, mit 200 Wsec begonnen werden. Die Elektroden müssen zur Defibrillation ausreichend mit Elektrodenpaste bestrichen sein, um Verbrennungen durch zu hohe Stromdichte und hohen Hautwiderstand zu vermeiden. Nach der Defibrillation muß im EKG oder durch Pulstasten der Erfolg nachgewiesen werden.
Ist das Kammerflimmern nicht beseitigt, muß die Defibrillation mit erhöhter elektrischer Energie wiederholt werden. Tritt zunächst ein geordneter Rhythmus auf, der aber mit Extrasystolen wieder in Kammerflimmern übergeht, so müssen die Medikamente, wie unter Kammerextrasystolie beschrieben, appliziert und die Defibrillation wiederholt werden. Kommt es nach Defibrillation zur Asystolie, wird durch Herzmassage häufig ein ausreichender Reiz gesetzt, um einen Eigenrhythmus anzuregen.
Ist eine Defibrillation nicht sofort möglich oder nicht rasch erfolgreich, so müssen Herzmassage und Beatmung angewandt werden (s. S. 84–85). Erst nach ausreichender Sauerstoffversorgung des Herzens kann mit einer erfolgreichen Wiederbelebung gerechnet werden.

Extreme Bradykardie bis zur Asystolie

Ursache ist meist ein AV-Block höheren Grades mit zu langsamer oder fehlender Kammerautomatie.
Bei Kreislaufstillstand kardiopulmonale Reanimation (s. unten).
Orciprenalin (Alupent-Injektion) in die herznahen Venen. So rasch als möglich sollte eine Schrittmacherelektrode gelegt werden, wobei der transvenöse Zugang am zuverlässigsten ist.

9.3. Maßnahmen zur kardiopulmonalen Wiederbelebung

Wenn ein Kreislaufstillstand zu einem Zeitpunkt eingetreten ist, an dem er nicht erwartet wurde, so sind Sofortmaßnahmen zur kardiopulmonalen Wiederbelebung angezeigt. Dabei ist es zunächst unerheblich, ob der Kreislaufstillstand durch Asystolie oder Kammerflimmern herbeigeführt wurde. Als sichere Anzeichen eines Kreislaufstillstandes sind zu nennen: Bewußtlosigkeit, Atemstillstand, fahlgraue Hautfarbe, weite, reaktionslose Pupillen, fehlender Puls. Die Sofortmaßnahmen bis zur Feststellung der Ursachen des Kreislaufstillstandes sind: Präkordialer Faustschlag, Herzmassage und Beatmung.

9.3.1. Präkordialer Faustschlag

Innerhalb der ersten Minute eines Kreislaufstillstandes wird ein einzelner kräftiger Faustschlag gegen den mittleren Brustbeinbereich geführt. Diese Maßnahme kann sowohl in Fällen von Asystolie wie auch bei Kammerflimmern das Wiedereinsetzen einer geordneten Herztätigkeit bewirken. Falls nicht unmittelbar nach dem Schlag ein Erfolg erkennbar ist, müssen unverzüglich die weiteren Maßnahmen der kardiopulmonalen Wiederbelebung ergriffen werden.

9.3.2. Beatmung und Herzmassage

Herzmassage und Beatmung sollten, wenn irgend möglich, durch 2 Personen ausgeführt werden. Zu Beginn der Wiederbelebungsmaßnahmen sollten von dem einen Helfer mit Hilfe der Mund-zu-Mund- oder Mund-zu-Nase-Beatmungstechnik 5mal die Lungen gefüllt werden. Der andere Helfer übernimmt die Herzmassage. Er komprimiert den Brustkorb mit einer Frequenz von 60/min, ohne daß die Herzmassage durch die Beatmung unterbrochen werden muß. Bei der Herzmassage ist zu beachten, daß sie mit beiden Handballen übereinander auf dem unteren Brustbein mit gestreckten Armen durchgeführt wird. Liegt der Patient im Bett, so muß ein Brett unter den Brustkorb gelegt werden, da sonst durch die nachgiebige Unterlage der Thorax nicht genügend zusammengedrückt wird. Sonst ist es günstiger, den Patienten auf den Boden zu legen. Der Helfer kniet neben dem Patienten und hat so die günstigste Arbeitsstellung, um die erhebliche körperliche Anstrengung am besten durchzuhalten. Vor Beginn und während der Beatmung müssen die Atemwege freigelegt bzw. freigehalten werden. Nicht selten hat der Patient erbrochen, so daß Mund und Rachen mit einem Tuch ausgewischt werden müssen. Der Kopf wird vom Helfer an der Stirn und unter dem Kinn gefaßt. Damit kann der Kopf nach hinten überstreckt werden, eine Maßnahme, die unbedingt notwendig ist, damit sich der Zungengrund von der Luftröhre abhebt und den Weg zur Beatmung frei gibt. Bei der Mund-zu-Mund-Beatmung muß die Nase des Patienten zugehalten werden, bei der Mund-zu-Nase-Beatmung muß der Mund verschlossen werden. Während der kontinuierlich anhaltenden Herzmassage sollte nach jeder 5. Kompression eine Atemspende erfolgen. Dadurch ergibt sich eine Herzfrequenz von 60/min, eine Atemfrequenz von 12/min.

Bei einem plötzlichen Kreislaufstillstand wird nicht selten nur ein Helfer anwesend sein. Durch den dabei notwendig werdenden Wechsel von Herzmassage zur Beatmung geht Zeit verloren. Es muß daher durch eine erhöhte Frequenz der Herzmassage und durch Gabe mehrere Atemspenden versucht werden, diesen Nachteil auszugleichen. Es wird empfohlen, 15 Herzmassagen mit 2 Atemspenden abzuwechseln. Die Herzmassage soll mit einer Frequenz von ca. 80/min erfolgen. Am Beginn der Wiederbelebung steht auch hier die 5malige Atemspende, bevor mit den Herzmassagen begonnen wird.

Wenn ein Atembeutel mit Maske vorhanden ist, erleichtert dieser die Beatmung wesentlich. Auch hierbei ist vor allem auf die Überstrekkung des Kopfes zu achten.

Die beste Beatmung ist nach Intubation möglich. Besteht beim Helfer keine Übung mit dieser Technik, ist es jedoch besser, eine der vorher genannten Maßnahmen anzuwenden, statt durch vergebliche Intubationsversuche den Patienten mehrere Minuten unbeatmet zu lassen.

9.3.3. Kontrolle der Wirksamkeit der Wiederbelebungsmaßnahmen

Bei allen Beatmungsmaßnahmen ist es notwendig, den Brustkorb zu beachten, an dem Ein- und Ausatmungsphase zu erkennen sein müssen, sofern eine ausreichende Beatmung vorliegt.

Vor Beginn der Wiederbelebung sind die Pupillen in der Regel weitgestellt. Wird die Sauerstoffversorgung durch Herzmassage und Beatmung verbessert, werden die Pupillen wieder eng. Bleiben die Pupillen trotz längerer Wiederbelebungsmaßnahmen weit, so sind die Maßnahmen entweder nicht richtig ausgeführt oder die Zeit, in der eine Wiederbelebung noch möglich war (3 bis 5 min) ist überschritten.

9.3.4. Medikamente während und nach kardiopulmonaler Wiederbelebung

Bei jeder kardiopulmonalen Wiederbelebung, die mehr als 3 Minuten dauert, entsteht eine metabolische Acidose, die durch Gabe von Natriumbikarbonat kompensiert werden muß. Nach einem Kreislaufstillstand von 2 bis 3 min werden initial 150 bis 200 mval Natriumbikarbonat benötigt. Nach dieser Anfangsdosis werden dann pro Minute je nach Körpergewicht 5 bis 10 mval infundiert.
Kommt es nach Wiederbelebung zwar zu einer elektrischen Herztätigkeit, ohne daß jedoch ein Puls zu tasten ist, muß versucht werden, die Kontraktilität des Herzens durch Calcium zu steigern (Initial 10 bis 20 ml 10%iger Calcium-Chloridlösung, evtl. Wiederholung nach einigen Minuten).
Bei Herzstillstand oder sehr langsamer Tätigkeit, z. B. nach Defibrillation, ist die Gabe von Orciprenalin (Alupent) angezeigt.

9.4. Maßnahmen zur Behandlung des kardiogenen Lungenödems

Viele tachykarde Rhythmusstörungen führen zum Lungenödem. Dies ist insbesondere dann der Fall, wenn ein mechanisches Hindernis vor dem linken Ventrikel den Druck im Lungenkreislauf stark ansteigen läßt (Mitralstenose), oder der Druck im Lungenkreislauf dadurch erhöht wird, daß der vorgeschädigte linke Ventrikel nicht mehr genügend Blut abpumpt. Manchmal ist nicht sicher zu entscheiden, ob die tachykarde Rhythmusstörung Ursache oder später auftretendes Begleitsymptom des Lungenoedems ist.

Notfallbehandlung

1. Lagerung: Beine tief, Oberkörper hoch.
2. Sauerstoffbrille (3 bis 6 l/min),
3. Medikamente: Nitroglycerin 2–3 Kapseln s.l. (Nitrolingual) oder
   als ISDN Spray (Isoket) 3–4 Hub
   Morphium 10 mg i.v.
   Furosemid 40 mg i.v.
   Theophyllin-Aminophyllin 0,24–0,48 g i.v.

9.5. Ausrüstung zur Behandlung des kardialen Notfalls

1. Medikamente (Ampullen)
   Acebutolol (Prent)
   Akrinor
   Atropin
   Calcium-Chlorid 10%ig
   Diazepam (Valium)
   Digoxin (Novodigal)
   Furosemid (Lasix)
   Infusionsbasislösung (0,9% NaCl)
   Isosorbiddinitrat Spray (Isoket)
   Lidocain (Xylocain)
   Morphium
   Natriumbicarbonat
   Nitroglycerin-Kapseln (Nitrolingual)
   Prednisolon
   Orciprenalin (Alupent)
   Propafenon (Rytmonorm)
   Theophyllin (Euphyllin)
   Verapamil (Isoptin)
   Volumenersatzmittel (Makrodex)

2. Hilfsmittel
   Ambu-Beatmungsbeutel mit 2 Masken verschiedener Größe,
   Einmal-Spritzen und Kanülen
   Güdel-Tuben.
   Fakultative Ausrüstung
   Intubationsbesteck,
   batteriebetriebener Defibrillator, möglichst mit EKG-Sichtgerät.

10. Standardprogramm der kardiopulmonalen Reanimation. Von F. W. Ahnefeld

Als sichere Anzeichen eines Kreislaufstillstandes, damit des klinischen Todes, sind zu nennen:

Bewußtlosigkeit,
Atemstillstand,
Blässe,
weite, reaktionslose Pupillen,
fehlender Puls.

Die Wiederbelebung beginnt auch bei einem Kreislaufstillstand, unabhängig von der Ursache, mit dem Versuch, die Atemfunktion zu normalisieren. Die Reanimation und zusätzliche Maßnahmen sollen nach der folgenden Check-Liste ablaufen:

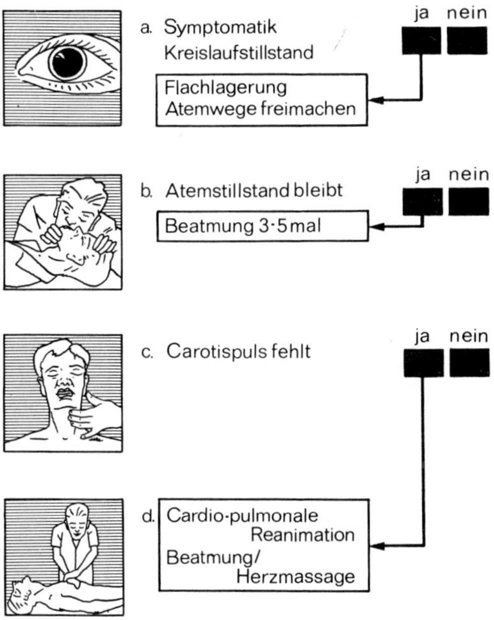

Abb. 1. Check-Liste kardiopulmonale Reanimation

Die Anwendung eines „präkordialen Schlages“ ist bei der Asystolie, und beim Kammerflimmern indiziert; kontraindiziert bei einer hypoxisch ausgelösten Asystolie und einem Kreislaufstillstand bei Kindern.

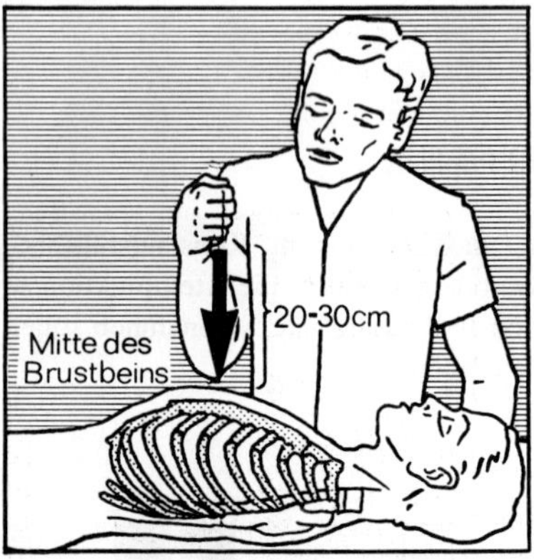

Indikation:
„Blasser“
Herzstillstand
z. B. Asystolie,
AV-Block,
Kammerflimmern

Kontraindikation:
Hypoxische
Asystolie,
Kreislaufstillstand
bei Kleinkindern

Abb. 2. Präkordialer Schlag

Der Druckpunkt für die Herzmassage ist beim Erwachsenen im unteren Anteil des Sternums zu lokalisieren, er liegt ca. 3 Querfinger oberhalb des Processus xiphoideus.

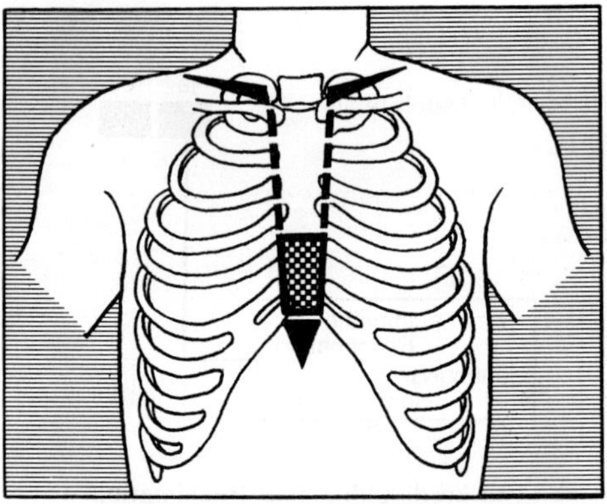

Abb. 3. Lokalisation des Druckpunktes

Für die Durchführung der äußeren Herzmassage kniet oder steht der Arzt bzw. der Helfer seitlich vom Patienten, die Ellenbogengelenke sind gestreckt, nur die übereinandergelegten Handballen – bei angehobenen Fingern – werden genau in der Längsrichtung des Brustbeines auf den Druckpunkt aufgesetzt. Der Druck muß senkrecht von oben erfolgen und so stark sein, daß das Sternum für etwa 4 cm der Wirbelsäule genähert wird. Die Kompressionen erfolgen in gleichem Rhythmus und ununterbrochen, die Druck- und Entlastungsphasen sind von gleicher Dauer, die Handballen bleiben auch in der Entlastungsphase auf dem Druckpunkt.

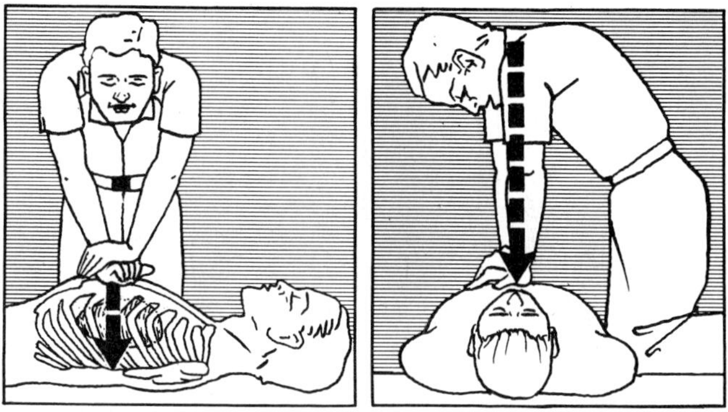

Abb. 4. Technik der Herzmassage

Durchführung der kardiopulmonalen Wiederbelebung mit der „Ein-Helfer-Methode"

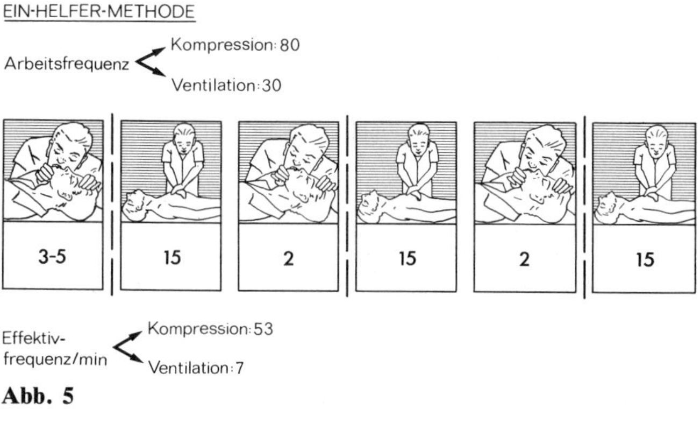

Abb. 5

Die Reanimation wird mit 3–5 Insufflationen begonnen und unter abwechselnder Anwendung von 15 Kompressionen und 2 Beatmungen in einer Arbeitsfrequenz von 80 Massagen und 30 Insufflationen fortgesetzt. Bei dieser Kombination läßt sich eine ausreichende Effektivfrequenz von Kompressionen und Beatmungen/min erreichen.

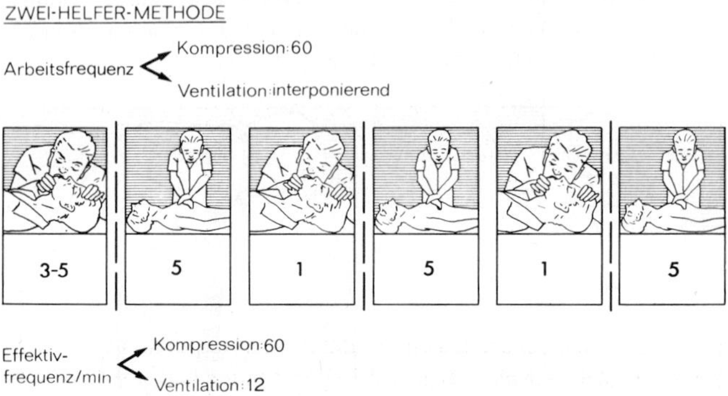

Abb. 6

Die kardiopulmonale Reanimation nach der „Zwei-Helfer-Methode“: Ein Helfer übernimmt die Beatmung, der zweite die externe Herzmassage, ein Wechsel ist möglich. Die Massagefrequenz liegt bei 60/min, der Beatmende beginnt mit 3–5 Insufflationen, der zweite nimmt dann die Herzmassage mit einer Frequenz von 60/min auf, das Kompressions-Beatmungs-Verhältnis beträgt 5 : 1. Falls der Patient intubiert werden kann, läßt sich die Massagefrequenz auf 80/min steigern.

Bei Neugeborenen und Kleinkindern sind folgende Variationen der Technik zu beachten:

- der Druckpunkt liegt in der Mitte des Brustbeines,
- die zur Anwendung kommende Kompression wird mit einem Handballen oder mit zwei Fingern durchgeführt,
- die Arbeitsfrequenz liegt für die Beatmung bei ca. 40/min, für die Kompression bei ca. 120/min.

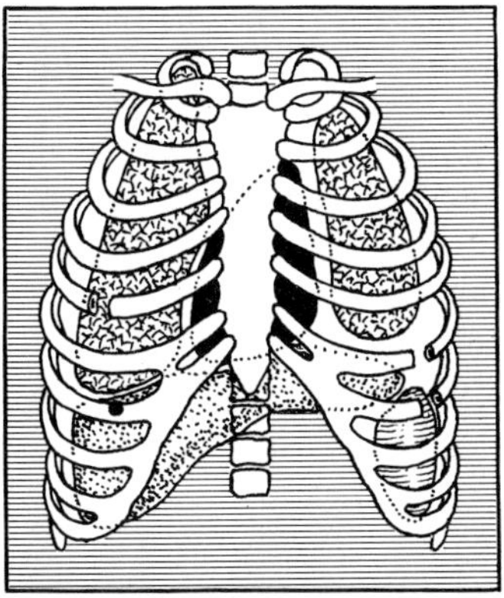

Abb. 7. Komplikationen

Komplikationen bei der Durchführung der kardioipulmonalen Reanimation entstehen in aller Regel nur bei Anwendung einer fehlerhaften Technik, seltener durch anatomische Gegebenheiten, zusätzliche Verletzungen oder das Alter des Patienten.

11. Literatur

Ahnefeld, F. W.: Sekunden entscheiden – Notfallmedizinische Sofortmaßnahmen. 2. Auflage (Heidelberger Taschenbuch, Bd. 32). Berlin-Heidelberg-New York: Springer 1981

Börger, H. H.: EKG-Information. Steinkopff: Darmstadt 1974.

Dölp, R., Ahnefeld, F. W., Dick, W.: Die kardiopulmonale Wiederbelebung. Anaesthesist *23* 459 (1974).

Goldmann, M. J.: Principles of clinical electrocardiography. Los Altos/Calif.: Lange 1973.

Halhuber, M. J., Günther, R., Ciresa, M.: EKG-Einführungskurs. 6. Auflage. Berlin-Heidelberg-New York: Springer 1978.

Heinecker, R.: EKG in Klinik und Praxis, 10. Auflage. Stuttgart: Thieme 1975.

Stauch, M.: Kreislaufstillstand und Wiederbelebung. 4. Auflage. Stuttgart: Thieme 1977.

12. Sachverzeichnis

Kliniktaschenbücher

Eine Auswahl

G. Bodem: **Herzinsuffizienz.** Pathophysiologie – Klinische Symptomatologie – Therapie. 1980. 21 Abbildungen, 18 Tabellen. XI, 101 Seiten. DM 24,–
ISBN 3-540-09943-3

G. Friese, A. Völcker: **Leitfaden für den klinischen Assistenten.** 3., neubearbeitete Auflage. 1981. 27 Abbildungen. VIII, 184 Seiten. DM 28,–. ISBN 3-540-10765-7

Herzrhythmusstörungen. Herausgeber: H. Hochrein. Mit Beiträgen von O. A. Beck, F. B. Everling, H. U. Lehmann, E. Witt. 1980. 108 Abbildungen, 57 Tabellen. XV, 298 Seiten. DM 29,50. ISBN 3-540-08714-1

H. Marx: **Differentialdiagnostische Leitprogramme in der Inneren Medizin.** Procedere. Unter Mitarbeit zahlreicher Fachwissenschaftler. 2., korrigierte Auflage. 1980. X, 265 Seiten. DM 23,–. ISBN 3-540-09794-5

H. Mörl: **Herzinfarkt.** Ätiologie – Diagnose – Therapie. Mit einem Geleitwort von G. Schettler. 1981. 27 Abbildungen, 1 Farbtafel, 25 Tabellen. XI, 156 Seiten. DM 28,–. ISBN 3-540-10536-0

H. Mörl: **Der „stumme“ Myokardinfarkt.** Mit einem Geleitwort von G. Schettler. 1975. 15 Abbildungen, 16 Tabellen. XIII, 113 Seiten. DM 22,–
ISBN 3-540-07318-3

M. E. Pfisterer: **Nuklearmedizinische Herzdiagnostik.** Methodik, Diagnostik, Differentialdiagnose, Therapiekontrolle und Indikationen bei der koronaren Herzkrankheit. 1982. 45 Abbildungen, 8 Tabellen. XIV, 150 Seiten. DM 29,80. ISBN 3-540-11427-0

H. Rieckert: **Hypotonie.** Physiologie, Pathophysiologie und Therapie der orthostatischen Dysregulationen. 1979. 45 Abbildungen, 8 Tabellen. VIII, 131 Seiten. DM 25,–
ISBN 3-540-09626-4

Springer-Verlag Berlin Heidelberg New York

H. Roskamm, H. Reindell

Herzkrankheiten

Pathophysiologie Dignostik Therapie

Unter Mitwirkung zahlreicher Fachwissenschaftler
2., neubearbeitete und erweiterte Auflage. 1982. 1016 Abbildungen in etwa 1350 Einzeldarstellungen, etwa 160 Tabellen. Etwa 1580 Seiten. Gebunden DM 278,–; Vorbestellpreis gilt weiter nach Erscheinen bis 31.12.1982, gebunden DM 224,–. ISBN 3-540-10508-5

Die rasche Entwicklung der Kardiologie in den letzten Jahren hat es notwendig gemacht, schon nach 4 Jahren eine gründlich überarbeitete neue Auflage vorzulegen. Diese ist gegenüber der Erstauflage erheblich umfangreicher, enthält völlig neue große Kapitel, z. B. über Echokardiographie. Isotopentechniken, Vasodilantien, β-Blocker, Ca-Antagonisten und postoperative Betreuung Herzkranker. Auch die große klinische Erfahrung der Bad Krozinger Institution – die z. B. durch ungefähr 10000 Koronarangiographien oder Tausende von Patienten, die regelmäßig nachuntersucht werden, charakterisiert ist, hat in der 2. Auflage in sehr viel stärkerem Maße Eingang gefunden, als das bei der Erstauflage möglich war.
Das Buch wurde für Internisten und praktische Ärzte verfaßt, die die Kardiologie als ihr besonderes Interessengebiet betrachten. Es ist daher als Weiterbildungsbuch konzipiert, ohne jedoch Handbuchcharakter zu haben. Wesentliches Charakteristikum ist die funktionelle Betrachtungsweise. Selbst vorwiegend statisch-morphologische Gebiete wie Anatomie und Röntgenologie sind unter funktionellen Gesichtspunkten abgehandelt. Bei den diagnostischen Verfahren steht ebenfalls die Beurteilung des Ausmaßes einer Funktionsbeeinträchtigung im Vordergrund und nicht das schematische Suchen allein nach der richtigen Diagnose. Damit wird die Festlegung der Prognose sowie der augenblicklichen und künftigen Belastbarkeit wesentliches Anliegen einer derart funktionell gestalteten Diagnostik.
Insgesamt ein neues Buch, welches aber die in der 1. Auflage festgelegten Grundlichtlinien bewahrt hat.

G. Riecker

Klinische Kardiologie

Krankheiten des Herzens, des Kreislaufs und der Gefäße

Unter Mitarbeit von H. Avenhaus, H. D. Bolte, W. Hort, B. Lüderitz, B. E. Strauer
2., neubearbeitete und ergänzte Auflage. 1982. 292 Abbildungen. XV, 760 Seiten. Gebunden DM 138,–. ISBN 3-540-10787-8

Inhaltsübersicht: Einleitung. – Untersuchungsmethoden. – Spezifische Herzmuskelerkrankungen und Kardiomyopathien. – Erworbene Herzklappenfehler. – Angeborene Herzfehler. – Coronare Herzkrankheit. – Cor pulmonale. – Rhythmusstörungen des Herzens. – Schock, Kollaps, akute Kreislaufinsuffizienz. – Asthma cardiale und Lungenödem. – Chronische Herzinsuffizienz. – Der arterielle Bluthochdruck. – Chronische Hypotension. – Krankheiten der Gefäße. – Zeittafel. – Sachverzeichnis.

Springer-Verlag Berlin Heidelberg New York